2013年教育部人文社科一般项目"失独家庭心理援助体系的构建与应用研究
2017年安徽省高校人文社科重点研究基地项目"大学生抑郁现状、影响因素
（项目编号：SK2017A0209）

U0586406

心理咨询与治疗案例探析

主　编◎杭荣华　　副主编◎沈械华

安徽师范大学出版社
·芜湖·

图书在版编目(CIP)数据

心理咨询与治疗案例探析/杭荣华主编. —芜湖:安徽师范大学出版社,2018.11(2024.6 重印)
ISBN 978-7-5676-3599-9

Ⅰ.①心… Ⅱ.①杭… Ⅲ.①心理咨询－案例 Ⅳ.①B849.1

中国版本图书馆CIP数据核字(2018)第109437号

心理咨询与治疗案例探析　　　　　　　杭荣华◎主编　　　沈械华◎副主编

责任编辑：辛新新
装帧设计：陈　爽　冯君君
出版发行：安徽师范大学出版社
　　　　　芜湖市九华南路189号安徽师范大学花津校区　邮政编码：241002
网　　址：http://www.ahnupress.com/
发 行 部：0553-3883578　5910327　5910310（传真）　E-mail：asdcbsfxb@126.com
印　　刷：阳谷毕升印务有限公司
版　　次：2018年11月第1版
印　　次：2024年 6 月第2次印刷
规　　格：700 mm × 1000 mm 1/16
印　　张：13.25
字　　数：225千字
书　　号：ISBN 978-7-5676-3599-9
定　　价：55.00元

本书编写组

主　编：杭荣华

副主编：沈械华

编　者（排名不分先后）：

　　　　王　芳　芜湖市第四人民医院

　　　　王　欣　皖南医学院

　　　　刘晓丹　晓丹心理工作室

　　　　何苗苗　皖南医学院

　　　　杨　筠　芜湖市第四人民医院

　　　　沈械华　芜湖市第四人民医院

　　　　吴明飞　芜湖市第四人民医院

　　　　范佳丽　皖南医学院

　　　　杭荣华　皖南医学院

　　　　郑　欣　芜湖市第四人民医院

　　　　昂　锋　皖南医学院

　　　　金明琦　皖南医学院

　　　　金　鑫　皖南医学院

　　　　查贵芳　芜湖市第四人民医院

　　　　凌云熹　芜湖市第一人民医院

　　　　黄慧兰　皖南医学院第一附属医院

　　　　蒋　巧　芜湖市第四人民医院

　　　　葛　毅　芜湖市第四人民医院

前　言

　　心理咨询与治疗作为心理健康服务的重要形式，是维护和提升国民心理健康水平的重要手段。中华人民共和国劳动与社会保障部于2001年4月推出了《心理咨询师国家职业标准（试行）》，中华人民共和国卫生部于2002年颁布了《心理治疗师职称考核》，标志着心理咨询与治疗工作日益走向专业化。

　　当前，心理咨询与治疗业界的主要矛盾是心理健康需求的爆发式增长与专业人员数量及质量之间的矛盾。我国真正能够提供心理咨询与治疗的专业人员的数量与质量仍不能满足人们日益增长的对心理健康服务的需求，工作人员的专业水平良莠不齐，导致心理咨询与治疗的质量得不到保障，甚至会损害来访者的利益和身心健康。包括心理学家在内的众多有识之士呼吁要对心理咨询与治疗工作进行规范化管理，特别是要加强工作人员的专业教育培训，强调工作伦理和标准流程，重视督导和继续教育。

　　心理咨询与治疗是一门实践性非常强的学科，工作人员除了具备心理学及相关专业的理论基础外，还需要大量直接或间接的实践经验来提高实践技能。这就要求工作人员多实践，并在实践中发现问题。而临床案例分析类的图书是帮助工作人员学习心理咨询与治疗技能，间接获取实践经验的重要手段。目前，国内有关心理咨询与治疗案例分析的图书很少，且在有限的有关案例分析的图书中，对心理咨询与治疗过程进行详细介绍的就更少了。为了帮助读者详尽了解来访者心理问题发生的原因、发生发展过程以及心理咨询师（心理治疗师）的工作过程，本书以国内外主流的咨询与治疗方法（涵盖心理动力学治疗、认知行为疗法、支持性心理治疗、家庭治疗、叙事治疗、隐喻治疗以及综合性干预的方法）为框架，介绍了17个案例。从来访者的基本信息、求助的主要问题、成长史和重要事件、咨询（治疗）过程、主要影响因素等方面进行了较为详尽的介绍，并对整个咨询（治疗）过程进行反思，同时根据案例的特点，以专栏的形式补充了一些相关资料。

本书中呈现的所有案例，都是心理咨询师（心理治疗师）根据临床实践中真实的案例整理而来，并征得来访者的同意后用来公开发表。为了保护来访者的隐私，作者对来访者的人口统计学资料，如年龄、职业、婚姻、家庭、居住地等进行了技术处理。关于本书案例中来访者的诊断，如果来访者在医院的精神科或者心理科已得到明确诊断，会在书中列出该诊断。但由于每位临床医师依据的诊断标准不同，所以读者会在本书中发现依据不同的诊断标准，如世界卫生组织《国际疾病分类》（ICD）、《中国精神疾病分类方案与诊断标准：第三版》（CCMD-3）、美国《精神障碍诊断与统计手册》（DSM）诊断出来的心理障碍。鉴于《中华人民共和国精神卫生法》（以下简称《精神卫生法》）的规定，心理咨询师不得对患者做出心理障碍的诊断，因此本书中部分案例只是属于一般心理问题和严重心理问题的个案，如果来访者未去专科医院进行诊治，心理咨询师仅对其进行心理评估，会以症状标注。案例中对于心理咨询还是心理治疗的区分，是根据实施心理服务的主体决定的，如果心理咨询师是在非医疗机构进行的工作，本书中注明是"心理咨询"，如果心理治疗师是在医院进行的工作，则本书中注明是"心理治疗"。

本书是皖南医学院心理健康与促进创新研究团队和芜湖市精神卫生中心心理科团队集体智慧的结晶，由杭荣华担任主编，芜湖市精神卫生中心的沈械华院长担任副主编。其他作者均为临床一线优秀的心理咨询师（心理治疗师），有丰富的临床实践经验。全书由杭荣华拟定详细的写作大纲，并撰写每一种疗法的概述部分，指导其他作者完成初稿，并对初稿进行修改，最后负责全书统稿。每个案例的结束部分均标注了作者姓名。

感谢芜湖市精神卫生中心、皖南医学院心理学教研室的各位同仁，对本书提出了很多有益的建议，感谢皖南医学院心理学专业的研究生李慧、盛鑫、王莹、韩立欣等同学，他们在整理书稿的过程中做了大量的工作。

在本书编写过程中，我们参阅了国内外多位专家、学者和同行的相关论文、教材和专著，在此对他们表示由衷的敬意和感谢！

本书得到了皖南医学院心理健康与促进创新研究团队、安徽省高校人文社科重点研究基地"皖南医学院大学生心理健康研究中心"的基金资助，在此一并致谢！

本书是2013年教育部人文社科一般项目"失独家庭心理援助体系的构建与应用研究"（项目编号：YJA840005）的终期结项成果之一，还是2017年安徽省高校人文社科重点研究基地项目"大学生抑郁现状、影响因素及巴林特小组干预模式研究"（项目编号：SK2017A0209）的阶段性成果之一，特此说明。

由于编者水平有限，加上时间仓促，书中错漏和不妥之处在所难免，恳请专家、同行和读者批评指正。对本书内容改进的建议，可直接发邮件至 rhhang311@163.com，进行交流和沟通。

杭荣华

二〇一八年六月

目　录

第一部分　心理动力学治疗

心理动力学治疗概述

一、什么是心理动力学治疗

经典精神分析治疗，每周进行4~5次，持续数年甚至几十年，耗时长，设置严格。因此，目前国内外实际上都很少开展经典精神分析治疗，有些精神分析学家采用面对面的普通谈话方式，每周1次，在数月内完成治疗工作，使得精神分析治疗变得更加实用和简洁。为区别于经典精神分析治疗，人们把在弗洛伊德理论的影响下逐渐形成的心理治疗势力和体系、各种改良的分析疗法称为"心理动力学心理治疗"或"心理分析方向的心理疗法"，简称"心理动力学治疗"。

心理动力学治疗的基本观点是假设无意识的心理活动可以影响有意识的思想、情感和行为，心理动力学治疗是指以心理动力学的观点为基础的心理治疗方法。心理动力学治疗的理论观点与精神分析治疗的理论是一脉相承的，精神分析治疗的手段也在以越来越多的心理治疗形式得到应用。

综上所述，可以说心理动力学治疗源于精神分析治疗而又具有与其不同的性质。在实际工作中，往往视心理动力学治疗等同于精神分析治疗。

二、心理动力学治疗的主要特点

（1）治疗的目的不在改变人格，而是将重点放在对人格冲突（结构）的了解上，终点为人际关系的改善；

（2）治疗对象为患有神经症、有治疗动机和明确目的的人；

（3）不使用躺椅，面对面进行；

（4）治疗的频度更灵活，每周1~4次皆可，但不少于每周1次，每次50分钟。治疗的周期是开放式的，可以是短程，也可以是长程，一般在50~200小时；

（5）关注移情、反移情和阻抗，但不以此为重点，一般较少选择自由联想，更多的是心理治疗师运用询问、重述、对质和快速处理移情的手段。

三、短程心理动力学治疗

短程心理动力学治疗关注的只是焦点冲突区的行为改变，在患者的选择、疗程和技术上都有别于长程心理动力学治疗。长程心理动力学治疗聚焦于患者过去的经历，而短程心理动力学治疗聚焦于影响患者当前生活中的核心心理冲突。

短程心理动力学治疗的要点：

（1）患者的选择。患者有一个焦点冲突，有能力从情感层面进行思考，有强烈的治疗动机，能够对心理治疗师尝试性的解释反应良好。通常需要排除有严重抑郁、精神病或见诸行动的患者，排除边缘型、自恋型或偏执型人格障碍者。

（2）疗程。短程心理动力学治疗一般应限制在10~20次，通常是每周1次，也有部分病例可能需要40次的治疗。

（3）技术。心理动力学治疗的所有常见技术都可以用于短程心理动力学治疗，包括防御分析、移情解释和重建。移情解释通常需要患者有领悟力并通过教育让患者对移情现象有所了解，在患者能够理解的基础上进行解释。保持对焦点的关注是短程心理动力学治疗的关键。在治疗的中期，对移情和阻抗进行解释，可使形成于过去并在当前重现的核心冲突更为具体。

（杭荣华）

案例1：为什么同学都不和我玩

——一则有人际关系困扰高中生的心理咨询案例

一、个案介绍

基本信息：来访者，男，18岁，高三学生。独生子，从小与父母、奶奶一起生活。父母都是工人。

对来访者的初始印象：来访者由父亲陪同一起走进心理咨询室，身高约1.70米，体型偏瘦，长相清秀，穿一身黑色休闲西装，蛮时尚。但是，人的状态看起来萎靡不振，穿着和整个人的状态很不搭。首次咨询时，基本都是父亲在说话，说的都是来访者不好的方面。来访者在整个过程中一直低着头，不怎么说话，像一个"犯了错"的孩子。

求助的主要问题：来访者从初中开始，在学校和同学关系处不好，认为同学故意针对他、排挤他，上高中后更明显，认为班长故意压制他，因此不愿和同学交往，近期和同学发生矛盾，班主任认为他有心理问题，建议其进行心理咨询。

来访者自诉："初中的时候和同学处得就不怎么好，那时同学都不主动找我玩，本想上高中后要改变这种情况，要多学习同学身上的优点，把同学团结在自己身边，这样到了关键时刻他们就可以帮助我。现在发现，其实我的那些想法全都是幻想，同学们并不喜欢我，最近还和班长发生了矛盾，为此感到很烦恼。

"从小都是奶奶照顾我，奶奶对我很严格。父亲对我也很严格，我做错事或者考试没考好，父亲就会惩罚我。我知道父亲是为我好，不应该恨父亲，可是现在和同学的关系处成这样，学习成绩也下降了，很让父亲失望。母亲一直听父亲的话，很少管我，认为有父亲管我就行了，我和母亲的关系一般。父亲和奶奶的关系很好，他们俩的教育理念一致，认为管教孩子就要严格，母亲在家根本没有发言权，所以她对我就不管不问。"

成长史和重要事件：来访者出生于一个小县城，家庭经济状况良好，从小与父母、奶奶一起生活。来访者一直由奶奶照顾，从小和奶奶一起睡，到上高中后才和奶奶分床睡。父母均是工人，小学文化。父亲性格急躁，对来访者的学习要求严格，对来访者的期望值高，希望他能出人头地。母亲性格温和、隐忍，在家没有话语权，听从丈夫的话，认为丈夫能管教好孩子。来访者在家怕父亲，当父亲惩罚来访者时，母亲在一边不管不问，从不安慰来访者，来访者心里很恨母亲。

来访者在小学阶段学习成绩很好，只有语文成绩略差，那时同学都主动和他玩，人际关系很好。小学三年级时，来访者有一次语文考了75分（班级平均成绩80分以上），被父亲罚跪。父亲很重视语文，指导他做题目时，让他只要把后面最难的大题做会就行了，父亲认为前面的题目都是"小兵"。小学四年级时，父亲给他请了一位语文家教，那个语文家教是男的，是父亲的好朋友，对来访者也特别严格，每天给他补课两个小时，一直到小学毕业。

小学快毕业时，父亲买了台电脑，买回来没多久，来访者把电脑系统搞坏了，当时父亲暴跳如雷，不停地训斥来访者。事情过后，来访者想想觉得挺委屈，自己一个人躲起来哭，想着不能再让父亲失望了，父亲都是为他好。

初中时，来访者迷恋一位男星，认为自己就是他，故意做成和他一样的发型，觉得那样很酷。来访者在初中的学习成绩一般，也没有人再像小学时那样围在他身边了，和班上同学的关系一般。当时班上一个男同学，长得很帅，学习成绩又好，还是班干部，班上的同学都主动找他玩。来访者接受不了这样的事实，但是想想又没有办法，自己还得主动去"巴结"那位同学，要不然就被孤立了。尽管来访者主动去靠近那位男同学，但是那个同学对来访者爱答不理，来访者感觉很挫败。来访者填报中考志愿时，故意没填那个同学填的高中。

上高中了，来访者心想终于离开了原来那个很优秀的同学，在高中要好好表现，要回到小学阶段，从头再来，让同学们都围绕在自己身边。可是事与愿违，上高中后，他的学习成绩还是一般，而班长是个各方面都很优秀又很有人缘的男生。同学们都喜欢找班长玩，服从班长的安排，来访者之前的计划全泡汤了。这学期，来访者和班长又有几次闹得不愉快，无法专心学习，也不愿和同学交往，感觉非常苦恼。

以往诊疗经历：来访者以往无咨询经历，是班主任建议来访者的父母带其来做心理咨询，第一次来的时候由父亲陪同。

二、咨询过程和结果

（一）咨询设置

在约定咨询设置时，心理咨询师首先告诉来访者，心理咨询是一个长期的过程，很有可能难以在短期内看到明显效果。为了保证咨询关系的单一化，避免在心理咨询过程中出现无关的干扰，心理咨询师在给来访者做心理咨询的同时不会对其进行药物治疗。咨询频率为每周1次，50分钟/次，时间固定在每周三下午14：00～14：50，收费60元/次。若取消咨询，双方均需提前24小时告知。

（二）咨询目标

短期目标：缓解来访者紧张焦虑的情绪，改善来访者与同学的关系，提高来访者的学习效率。

长期目标：完善来访者的人格，充分挖掘其心理潜能，促进其心理健康发展。

（三）咨询方法及过程

咨询方法主要采用心理动力学治疗，该疗法的宗旨在于解决患者的内心冲突，从而最终重构一个人的基本人格。和来访者一起更深入地探究其过去，帮助其洞察自身，并将那些压抑了的经验内容重新带入意识范畴之中。在本案例中，心理咨询师先收集资料，充分共情，与来访者建立良好的咨询关系，通过自由联想、对阻抗和移情的分析与解释，帮助来访者认识并接纳自己的人际关系问题，了解人际关系不良的历史根源，把对过去与父母之间问题的认识与当前的人际关系结合起来，最终达到修通。

来访者在本书截稿前一共进行了17次心理咨询，咨询还将继续。

心理咨询过程简要介绍如下：

1.第1次心理咨询

来访者由父亲陪同进入心理咨询室，父亲先进来，来访者紧随其后进来。父亲满脸愁容，一进来就开始指责来访者，说其在学校表现太差劲，班主任要求父母带其来做心理咨询。来访者一直低着头，小心翼翼，像个"犯了错"的孩子。在整个过程中，来访者不敢抬眼与心理咨询师对视。来访者的父亲交代完基本情况后，心理咨询师建议单独咨询，让父亲回避，来访者同意。

（心理咨询记录节选）

心理咨询师：以前接受过心理咨询吗？

来访者：没有。

心理咨询师：有什么可以帮助你的吗？

来访者：最近火气比较大。

心理咨询师：能说说是什么让你火气这么大吗？

来访者：跟班长关系搞不好。我自己平常爱开玩笑，有时上晚自习时也和同学说话，班长觉得我的影响力超过了他，处处限制我、打压我。

（注释：来访者说自己平常爱开玩笑，和心理咨询师观察到的很不符合。推测是否因为在父亲面前不敢开玩笑，必须严肃？）

心理咨询师：嗯，班长是如何打压你的呢？

来访者：这学期刚开学，有次我上晚自习时和同学说话，班长当着全班同学的面制止我，说我要是再说话，就把我报告到班主任那里去。

心理咨询师：你当时听到这些话心里是什么感受呢？

来访者：一肚子火，但是控制住了。

心理咨询师：我想你当时应该很愤怒，班长在全班同学面前批评你，会让你很难堪的。你平常有什么不开心的事都不喜欢说出来吗？

来访者：很少说，其实内心里幻想过无数次要当众对班长发火，但是我要控制住自己。

心理咨询师：控制不住自己会怎么样？

来访者：我不喜欢班长，班长也不喜欢我，我要是先表现出来那我就输了，我不能先说出来。

心理咨询师：这件事过去有两个多月了，那是什么原因让你来做心理咨询的呢？

来访者：也是和班长有关，有一次下课后，我和几个同学在教室走廊里踢球，班长出来制止，说那样危险，当时我实在忍不住，就和班长争执起来，说他是如何针对我、排挤我之类的，班长就把这件事告诉了班主任，班主任让我来做心理咨询。

心理咨询师：那你自己想来做心理咨询吗？

来访者：自己也想，感觉挺痛苦的，已经明显影响到学习了。

（注释：来访者虽然是由班主任建议来做心理咨询的，但是其自身也有咨询动机。）

2.第2次到第5次心理咨询

这几次心理咨询主要是收集资料，通过共情，和来访者建立良好的咨询关系。焦点集中在来访者的人际关系问题上。

来访者称，从小就怕父亲，父亲特别严厉，也怕给自己补课的那个语文家教，认为那个家教是父亲的帮手。上初中后，来访者幻想自己就是某男星，身边的同学都是自己的粉丝。但是班上有个男同学人缘很好，学习成绩也很好，他对来访者构成了威胁。上高中之后，现在这个班长和初中那个同学很相似。而来访者在班上喜欢开玩笑，喜欢找同学玩，还认为班长怕他出风头，就处处打压他。来访者心里很愤怒，但是又不能发火。

（心理咨询记录节选）

心理咨询师：同学关系对你很重要，能说说这意味着什么吗？

来访者：父亲让我要和同学处好关系，要多学习同学身上的优点，这样就可以让自己变得更优秀，而且在关键时刻他们可以帮助我。

治疗咨询师：你是怎么和同学相处的？

来访者：我觉得一个人玩很孤独，希望所有人都参与进来，比如几个人在宿舍一起谈篮球明星，有一个人进来了，希望他也参与进来。

心理咨询师：如果有人没参与进来，你会怎么想呢？

来访者：和同学一起玩时，如果有人不能融进来，就好像"漏了气"一样。希望有"贤人"在自己身边，自己像"君王"，到关键时刻这些"贤人"可以帮助我。

心理咨询师：感觉自己像"君王"，需要"贤人"来帮助自己，为什么感觉自己需要这么多人来帮助呢？

来访者：因为我自己的力量不够，需要这些人在关键时刻推我一把。

（注释：心理咨询师此时有很明显的反移情，感觉来访者一点都没有像个"君王"的样子，否定来访者。事后通过自我觉察，认识到了这一点，同时明白，心理咨询师认同了来访者父亲的观点。）

心理咨询师：和班长闹翻了之后，有什么打算吗？

来访者：不想和同学说话了，自己上网学习。

心理咨询师：学些什么呢？

来访者：听一些课程，物理学、量子力学方面的。现在喜欢自己一个人待着，想通过上网学习来找到自信，就像武侠剧里的情节，比武到最后，我有大招，他们都不会，我可以一招制敌。像越王勾践一样卧薪尝胆，直到最后成功。

心理咨询师：你心里不服气，想积蓄力量，最终反败为胜？

来访者：是的。

（注释：来访者在现实中遭受挫败，难以接受现实，继续幻想着自己是最厉害的那个人，这个幻想可以帮助来访者暂时不那么痛苦，是一种防御方式。）

3.第6次到第10次心理咨询

这个阶段主要还是进一步收集资料，着重点放在来访者的成长史上。此阶段进入心理咨询的蜜月期，来访者每次来咨询时心情都特别愉悦，表情很轻松，可以正常和心理咨询师进行眼神交流，经常放声大笑，并且在第8次咨询时做了个和某男星一模一样的发型。

（心理咨询记录节选）

来访者：自己的价值在于会做难题，别人都觉得语文考试很难。我觉得他们"涉世未深"。我喜欢做最后的大题，喜欢做很难的题，如阅读理解题。

心理咨询师：从什么时候开始喜欢做难题？

来访者：从小父亲就这样教我的，前面的题目都是"小兵"。虽然我考试时后面大题的得分比别人高，但是我前面的题目会丢分，最后总分并不比别人高。

心理咨询师：会做最后那道大题，有什么样的感受？

来访者：有种控制一切的感觉，很有成就感。父亲的教育方式对我很合适，他真的是为我好，当时我不懂，现在懂了，他是想让我出人头地。包括我那次语文考75分被打，当时我很害怕，后来也不和同学"瞎混"了，开始好好学习了。

心理咨询师：能再多说说当时的害怕是什么样的感受吗？

来访者：父亲一心为我好，我却不争气，让他那么失望，我心里很内疚，想着以后要好好努力，不再让父亲失望。

心理咨询师：你怎么看待你和父亲之间的关系？

来访者：我感觉我和父亲是"心灵相通"，我在父亲面前很乖，不敢惹他生气，我觉得下一代不该怨恨上一代。我爷爷也是那样的，传承给了父亲，我以后也会传给下一代。

（注释：这里来访者进一步澄清了对父亲的情感，怕父亲，不想让他失望，听从父亲的话，在父亲面前很乖。这是由于竞争失败而做的妥协，同时有反向形成，来访者潜意识里恨父亲，意识层面想好好表现让父亲高兴。）

4.第10次到第17次心理咨询

度过了心理咨询的蜜月期后，来访者开始出现阻抗，表现为无故不来心理咨询，也没有提前通知。后面有一次因故取消心理咨询，虽然有现实的因素，但来访者潜意识里已经出现抗拒了，还表现在心理咨询时有几次长时间沉默。这个阶段的咨询重点应放在对阻抗、移情和反移情的分析上。

第12次心理咨询时，来访者特别紧张，一直低着头，双手发抖，称面对心理咨询师就像面对班主任一样，在非常熟悉的人面前，就想好好表现，不想让他失望。

第13次心理咨询时，来访者有明显的阻抗，一直沉默，称没什么想说的了，要解决的事情都说过了，内心的想法要藏起来，不想让人知道，内心在提防着所有人。担心别人会看到其致命的弱点，最后会来攻击他。

第14次心理咨询，来访者没来，也没打电话取消。

第15次心理咨询，来访者又来了，提及与奶奶、母亲的关系。奶奶和父亲对来访者都很严格，母亲在家里根本插不上话。挺仇恨母亲的，别人的父母都是一起教育孩子，来访者的母亲却什么都没有给他。母亲在家里是隐形的，感觉不到她的存在。

第16次心理咨询，来访者因故取消，理由是要帮父亲干活，往后顺延一周。

第17次心理咨询，来访者回忆小学和中学阶段，称认清了自己，以前自己过的都是"隐居"生活，活在自己的幻想里，不与外界交流。应该听父亲的话，不应该有自己的想法，因为父亲说的都是对的，按照自己的想法来最后都做错了。心理咨询师启发来访者对父亲除了服从，有没有一些负性情绪，来访者称其实最近几个月也挺恨父亲的，恨他以前对自己太残暴。心理咨询师鼓励来访者把这些负性情绪大胆地表达出来，一开始来访者很不适应，认为不好的情绪就要藏起来，害怕表达后会遭到报复。在心理咨询师的示范下，来访者慢慢放开了。

这个案例在本书截稿前尚未结束，还在咨询中。

（心理咨询记录节选）

　　心理咨询师：今天有什么想和我说的？

　　来访者：没什么想说的。（低头，沉默……）

　　心理咨询师：今天来咨询总要做点什么吧？

　　来访者：因为要说的都说过了。我要把内心的想法藏起来，不想让人知道，内心要提防所有人，不想让和我关系好的同学看到我的不好，怕他们抓住我致命的弱点，最后来攻击我。

　　心理咨询师：这些和你关系好的同学，知道你有缺点就攻击你了？

　　来访者：这大概和我小学时的经历有关。我小学时学习成绩好，同学都围在我身边。

　　心理咨询师：那时很自信，很快乐。

来访者：那都归功于老师的庇护。

心理咨询师：你自己也努力了。

来访者：在初中、高中，我的人际关系很差，学习成绩下降。初中和高中都有学习成绩好、人际关系也好的同学取代了我。一开始，我以为遇到这两个人是我运气不好，现在想想还是因为自己不好，没有想象中的那么优秀，以前都是我的幻想。

心理咨询师：你在我面前也担心我看到你的缺点吗？

来访者：是的。

心理咨询师：你看起来有些紧张。

来访者：是的。

心理咨询师：有什么事情吗？

来访者：看其他的科交给医生就行，做心理咨询还要自己想怎么说、要自己领悟，我想让你看到我的进步。

心理咨询师：曾经和什么人在一起时有过类似的感觉？

来访者：小学那个给我补课的语文家教，和他在一起时也是这样。在非常熟悉的人面前就不想让他失望。

心理咨询师：你怎么样会让别人失望？

来访者：比方说，本来你认为我资历还行，最后发现我没你想得那么好。

心理咨询师：那种感觉和在我这儿的感觉是不是非常相似？那个家教老师知道你语文成绩不好，我知道你和班长关系处不好，所以你想有进步，让我看到。

来访者：是的，感觉差不多。小时候，父亲经常打我，我上初中、高中时，父亲就不打我了，改为呵斥了，而母亲对我不管不问。

心理咨询师：父亲不允许你有失败？

来访者：是的。

心理咨询师：那这么多年你应该感到挺紧张的。

来访者（点头）：嗯。

心理咨询师：那就可以理解你为什么一定要让我看到你的进步了。如果不进步，你担心我会像你父亲那样对你，会批评你、责怪你，会对你失望。

来访者：是的。

（注释：来访者把对父亲的感受移情到心理咨询师身上了，害怕会让心理咨询师失望，所以在心理咨询师面前也想要好好表现。心理咨询师通过抱持、无条件接纳，让来访者体验到自己是有价值的，是值得被人好好对待的。来访者有一次因为要给父亲帮忙而没来心理咨询，给心理咨询师的感觉就是其父亲要和心理咨询师争夺来访者，父亲害怕失去对来访者的控制。同时来访者自己无法面对父亲的不满与愤怒，而是采用给父亲帮忙来缓解焦虑。）

三、讨论和反思

（一）来访者的主要问题

来访者表面的问题是同学关系问题，从心理动力学的角度考虑，实际上是在其发展过程中存在几个核心冲突：①口欲期：来访者从出生开始就由奶奶抚养照顾，母亲在家里是隐形的→紧张、恐惧、自卑、自恋，缺少安全感→独立与依恋的冲突；②肛欲期：父亲的严格控制→妥协、讨好→理想自我与现实自我的冲突；③俄狄浦斯期：对父母的角色存在错误认同，性压抑的冲突，阉割焦虑，可能有依恋、同性及异性吸引之间的冲突。

根据人格结构理论，来访者存在着自我功能的减弱、本我与超我的冲突。

面对内在冲突，来访者缓解焦虑的防御机制是压抑、幻想、认同、投射、理想化、隔离、反向形成等。

（二）导致来访者问题的主要影响因素

1. 早年与重要抚养人的矛盾

来访者的家庭关系较复杂，父亲在家较强势，和奶奶关系好，对来访者要求严格，不满意就对其惩罚，有时甚至罚跪。来访者妥协的方式就是努力学习，讨好父亲。而来访者的母亲在家非常弱势，没有地位，对来访者不管不问，母亲的缺位使来访者无法感受到母爱，长大后无法与人建立良好的关系。

2.早年的创伤体验

来访者上小学三年级时，有一次因为语文没考好，被父亲训斥并罚跪；小学六年级时因为把刚买的一台笔记本电脑的系统搞坏了，父亲暴怒，责怪来访者不懂事。事后，来访者感觉很委屈而偷偷躲起来哭。每次受惩罚时，母亲从不帮来访者说话，也不安慰来访者，致使来访者和母亲之间的关系很疏远，使得来访者从小对亲密关系产生不信任感。

3.来访者的人格特点

来访者长期处于父亲的管压之下，一直妥协，不能反抗，形成了孤独、胆小、缺乏安全感、爱幻想、自恋等人格特征。

4.社会事件

来访者在学校与同学关系处不好已有三四年，近期又与班长发生矛盾，被班长批评了之后就不愿再和所有同学说话，潜意识里是不能接受和父亲竞争失败的事实。

（三）如何处理来访者的问题

本案例采用的是心理动力学治疗，是建立在精神分析理论基础上的心理治疗方法，由 Sigmund Freud 于 19 世纪末创立。Sigmund Freud 将人类的心理活动分为意识、前意识、潜意识三个层次。人类个体常常由无法意识到的因素决定或者影响着他们的情感和行为。这些潜意识因素可能是造成他们痛苦与不幸的来源，这些痛苦可以表现为我们能看到的症状，也可以表现为困扰患者的人格特点，或者表现为工作、人际关系、亲密关系上的困难，或情绪的不稳定以及自尊的受损。由于这些因素都存在于潜意识中，个体无法直接感知到，个体自己也无法缓解这些痛苦。心理动力学治疗聚焦于来访者潜意识中的心理过程并进行分析，探讨这些潜意识因素是如何影响来访者目前的行为模式和心理状态的。通过对来访者过去生活的探索，探讨来访者在既往的人生中如何发生变化，从而帮助来访者更好地应对当下的生活。

本案例中涉及的技术包括以下几个方面：

1.共情

共情是建立良好咨询关系的基础，来访者感到被心理咨询师理解往往是他们留在心理咨询室的基本诉求。

2.自由联想

让来访者把自己想到（进入头脑中）的一切都讲出来，Sigmund Freud认为，浮现在脑海中的任何东西都不是无缘无故的，都是有一定因果关系的，借此可发觉潜意识中的症结所在。

3.释义

释义是一种解释性的说明，将来访者的感受、想法和行为与它在潜意识里的意义或者根源联结起来。

4.移情

来访者会把对自己重要的人物，如父母等的感情转移到心理咨询师身上，把早期对别人的感情也转移到心理咨询师身上，把心理咨询师当成自己的父母、亲人等，这种移情有正性的，也有负性的。心理咨询师通过移情可以了解来访者对其亲人或他人的情绪反应，引导来访者讲出痛苦的经历，解释移情的意义，使移情成为心理咨询的推动力。

5.反移情

反移情是指心理咨询师将自己过去的情感转移到来访者身上，反映了心理咨询师潜意识中的问题。在本案例中，心理咨询师通过案例督导、个人体验及自我觉察认识到自己的反移情。

6.阻抗的处理

阻抗是指来访者潜意识中对心理咨询过程的抗拒，以防止心理咨询使痛苦在意识中重现。在本案例中，来访者有一次无故没来心理咨询、有几次心理咨询时保持沉默等，都是阻抗的表现。心理咨询师要对来访者进行澄清和解释，帮助来访者充分体验到阻抗。

（四）反思

1.心理咨询师对咨询的总体评价

经过17次心理咨询，来访者对自己的问题的原因有了清晰的认识，也知道自己与同学关系处不好与原生家庭有关。但是修通是一个漫长的过程，来访者虽然现在知道了问题在哪里，但是还不清楚如何去面对现实，这也是后面的心理咨询需要解决的问题。目前，取得的咨询效果与以下几个因素有关：①与来访者建立了良好的咨询关系；②来访者具有强烈的咨询动机；③来访者有较好的领悟能力；④心理咨询师通过督导与个人体验及时认识到了自身问题对心理咨询的影响；⑤来访者的人际关系问题和早年与父母之间的关系模式是一样的，根源是在早年家庭关系这一块，因此本案例适合于心理动力学治疗。

2.心理咨询师处理不足之处

心理咨询师的反移情特别明显，一方面与来访者的特质有关，另一方面与心理咨询师自身未处理好的问题有关。咨询初期，心理咨询师感觉来访者的形象和某男星差得太远了，不认可其形象。后来通过督导才知道，心理咨询师认同了来访者的父亲的观点，对来访者也是否定的。这种反移情被来访者感受到了，导致来访者在咨询中无故不来咨询，虽然后来来访者解释了没来的原因，但很明显是阻抗的表现，心理咨询师通过督导和个人体验认识到了自己的问题。在后面的咨询中，来访者越来越感觉在心理咨询室中是安全的。当然，这个个案的完全修通，也意味着来访者的独立和成长，可能还有很长的一段路要走。

（黄慧兰）

案例2：多年之后，我仍是那个寻爱的留守儿童

——一则有焦虑症来访者的心理咨询案例

一、个案介绍

基本信息：来访者，女，28岁，已婚已育，某中学的英语老师。夫妻关系良好，丈夫为来访者同所学校的老师。女儿4岁，活泼可爱。目前，来访者一家三口与公公婆婆一起住。婆婆非常勤劳，包揽家里所有的家务，婆婆对来访者像对女儿般好，公公虽然有点大男子主义，但是相处也较为融洽。

对来访者的初始印象：第一次咨询，来访者是在自己爸妈的陪同下来的，爸爸满面的惆怅，不吭声，妈妈一进门就迫不及待地向我介绍来访者的情况，来访者只是默默地坐在离爸妈较远的位置上。当妈妈诉说时，来访者偶尔会补充一些信息。妈妈大致围绕"不明白来访者为什么会得焦虑症"和"这个病能治好吗"两个主题一个人不停歇地讲了十几分钟，我进行了一些反馈，并请求单独跟来访者进行工作。

来访者很瘦，穿着干净整齐，情绪低落，开始咨询时有些紧张，但说话思维清晰。在咨询中她不时地请求暂停，会不好意思，还会发出打嗝声，每隔一小会儿就必须做深呼吸，因为深呼吸会让她感觉到自己的呼吸还在。

求助的主要问题：来访者控制不住地关注自己的呼吸，因怀疑自己的呼吸会随时消失而感到恐惧，导致来访者不能正常工作，也不能独自出门，甚至洗澡、吃饭等日常生活都存在一定的困难。来访者的求助愿望很强烈，因为来访者的社会功能严重受损，按她自己的话说，希望通过咨询能让自己正常生活、正常上班，能像个正常的妈妈，比如当女儿请求她抱抱时，她能够去抱抱自己的女儿。

来访者自诉："大约在半年前，跟妹妹通电话，妹妹告诉我，她整夜整夜的失眠，尝试睡前喝红酒、泡温泉甚至吃安眠药都没有效果，头疼得厉

害。后来不知不觉地，我也开始失眠，失眠持续一段时间后，有一天我在洗澡时突然感到胸闷，喘不上气来，呼吸似乎停止了。此后我就常常关注自己的呼吸，感觉自己的呼吸要停止了，剧烈的恐惧感随之而来，手抖、肚子胀气，必须做深呼吸才能感受到自己的呼吸还在。有一次，在吃饭时我突然想，如果我吃了一口饭卡在喉咙里，我就会没有呼吸，于是我只能一粒一粒地吃饭。有一天，在上班路上，老公骑电瓶车载着我，风大，我突然感到害怕，又感觉自己的呼吸要停止了，之后我就不敢坐电瓶车了。我也不敢独自出门，只想待在家里，待在家里会感觉很安全，因为在家里如果我呼吸停止了，家人就会及时把我送到医院，但是如果我倒在马路上，没有人会及时救我。我一直撑着坚持上课，但是上周有一次，上课上到一半，我又控制不住地关注自己的呼吸，感觉自己的呼吸消失了，太恐怖了，所以课也上不了。现在我感觉自己都快要疯了，我不想关注自己的呼吸，但就是控制不了，好像大脑不受我的控制，我尝试过用各种办法转移注意力，可都不行。后来，婆婆陪我去医院，做了各种检查，我的身体很健康，于是医生建议我去看心理科，最后被诊断为'焦虑症'。我怎么会得这种病，我也不明白，在别人看来我非常幸福，工作稳定，老公对我好，跟公公婆婆相处也不错。很多同事还挺羡慕我的，婆婆很勤劳，包揽了家里所有的家务，还帮我带女儿，我妈都说我有个好婆婆。我生活和工作都挺顺利，怎么就得了这种病，我很焦虑，如果我现在不能上班，可能工作就保不住了，怎么办？"

成长史和重要事件：来访者是家中的长女，还有一个妹妹，她从小被寄养在外婆家，妹妹被寄养在爷爷奶奶家，直到上小学时，妈妈才把妹妹接回家里，在家里看到妹妹时，来访者才意识到自己还有一个妹妹。来访者上小学五年级时，妈妈要外出打工，让爷爷奶奶照顾她们姐妹俩，妹妹从小就是在奶奶身边长大的，所以有时候她感觉奶奶有点偏心妹妹。来访者从小学习成绩优秀，但是爸爸妈妈对此一无所知，也不关心。记得有一次爸爸回来了，邻居告诉他："你女儿学习很厉害，又考了年级第一名。"他都不相信，回来看到女儿的成绩单才知道是真的。她马上要中考时，爸爸妈妈认为她学习成绩不好，考不上高中，就打电话跟她说："考不上高中就去打工吧。"来访者心里很难过，因为按她的成绩考上高中是没有问题的，果然她考得不错，按她的成绩完全能上市里的重点高中，但是她自己不懂，也没有人帮助她该怎样填报志愿，所以她就草草地选择了家附近的一所高中就读。（来访者说如果她当时能上市里的重点高中，可能自己的人生会不同，她也许会考上更好的大学。）高中第一天开学，其他同学都是由爸爸妈妈陪同来的，只有她是一个人去办理报到的。她准备住亲戚家，但是中间有点小波折没住成，所以高中三年她仍住在家里，只是每天早上四点多就起来，走一个多小时的路去上学，她一个人走路很害怕，所以奶奶每天都送她上学。刚上高中，她很不适应，心里也很失落。因老师安排她坐在后排，她认为班主任不喜欢她，她是年级第一名，班主任怎么会安排她坐在后面呢？第一次期中考试，她考了班上二十多名，她感觉都要崩溃了。老师也找她谈话，但她很快调整了过来，开始拼命地努力学习，虽然不是年级第一，但是能排年级前十名，后来老师把她的座位调到了前排。爸爸妈妈对她的学习漠不关心，高考前夕，是班主任打电话给来访者的妈妈，妈妈才回来陪她参加高考，但高考完，妈妈很快就走了。大学是她最快乐的时光，她选择了一所离家特别远的大学。但是刚上大学时她承受了很大的压力，她学的是英语专业，但她的英语口语和听力很差，上课时她连课都听不懂，所以第一学期就挂了两门课程。她很羞愧，感觉对不起爸爸妈妈，虽然家里经济条件不好，但爸爸妈妈很辛苦地供她上大学。她曾经打电话跟妈妈说，她想退学，她在这边哭，妈妈在电话另一边哭，妈妈让她再坚持坚持，后来她加倍努力，成绩慢慢赶上来了。上大学时，她很活泼，喜欢跟同学聊天，周末会躺在床上看小说，大学是一段快乐且无忧无虑的时光。

来访者在心理咨询中反复报告一个梦，梦中她突然惊醒，醒来家里空荡荡的，而且漆黑一片，雪光透过门缝照了进来，惨白惨白的，她感到恐慌，感觉不能呼吸，她急切地打开门冲了出去，门外白茫茫一片，她无助地光着脚走在雪地上，感到十分寒冷和恐惧，那种恐惧就像她突然觉得呼吸消失后随之而来的恐惧感，感觉特别真实。她说这个情景应该是真实经历过的，妈妈曾经说有一次她去种地了，回来发现她孤零零的一个人站在外面。她说自己胆小，不喜欢一个人待在屋子里，而且她很怕黑，晚上必须开灯睡觉。

一年前，奶奶的去世对她的影响很大。奶奶被确诊为癌症后大约两个月就去世了，来访者总是不停地说道："人还好好的，怎么说死就死了？"奶奶去世后，她无法接受这个事实，在来心理咨询前从来没去给奶奶上过坟。

以往诊疗经历：来访者咨询前曾去本地一家三甲医院心理科就诊，在排除了器质性原因后被诊断为"焦虑症"，医生开了药物，并建议她接受专业的心理咨询。来访者经朋友推荐来到心理咨询师的私人工作室，前期通过电话进行过短暂的交流，并约定首次咨询的时间。来访者如约而来。

二、咨询过程和结果

（一）咨询设置

开始每周2次，50分钟/次，收费60元/次。当咨询到第16次时，来访者能够正常工作，改为每周1次，取消或者更改时间需提前24小时通知，本书截稿前共咨询了38次。

（二）咨询目标

（1）来访者能正常工作和生活，体验到症状减轻；

（2）来访者能学会用心理学的方法来理解和解决自己的冲突，理解自己用躯体行为表达的防御模式和关系模式；

（3）来访者能发展出更灵活、更具适应性的应对方式。

（三）咨询方法及过程

先要向来访者介绍咨询过程，让她对心理咨询的预期和自己在其中的角色有精准的理解。运用心理动力学的理论帮助来访者将无意识有意识化，鼓励来访者自发、坦诚、聚焦情感的表达，帮助她强化自我功能，最终使来访者的心理和情绪发展再现生机。

1.初始访谈阶段

收集来访者的资料，进行评估，提供安全的空间，与来访者建立治疗同盟，帮助来访者了解心理动力学治疗产生疗效的原因。运用移情，来访者会在当前的咨询关系中重新体验过去的生活，通过在框架中检验这些情感，来访者会理解她的过去是怎样不断在生活中被重新体验。

2.咨询中期

进一步收集资料，跟来访者讨论她内心的冲突，进行移情的诠释及帮助来访者将现在的关系模式与过去的经验进行联结，通过描述、澄清、面质、诠释等技术促使来访者能够理解和识别自己的移情。

来访者表面上家庭幸福、工作稳定，但是她内心有很多的冲突，比如她的打嗝和腹部饱胀感，让来访者联想到她怀孕初期也有同样的打嗝和腹部饱胀感，还有强烈的孕吐，她特别希望有人来关心照顾她，但是老公、婆婆和妈妈似乎没有及时回应，而此时生二胎的话题又在家庭中被屡屡提出，于是她又体验到当初怀孕的不适感。在家庭关系中，来访者是消极、被动的，她渴望丈夫的关心却表现为冷战和情绪化；当朋友不联系她时，她从来不会主动联系朋友；她很难忍受女儿的哭闹……她的情感是压抑的，对自己的妈妈有太多的愤怒而无法表露，比如妈妈重男轻女的思想（妈妈当初外出打工的主要目的是想生个男孩）。在成长过程中，来访者感到恐惧和害怕时却得不到妈妈的任何保护和关爱；还有跟公公婆婆住在一起，她必须克制自己，在家里她没有任何权利，甚至晚上要吃什么，她都没有权利做决定。她考虑过搬出来，但是她对处理家务和照顾年幼女儿感到压力很大，她感觉自己没有能力处理好这些。来访者经常羡慕他人的精彩生活，自己脑中会冒出"我正在干什么，我为什么要这么做？"的问题，感到自己正在过着一种无趣而无力的生活，却无法改变。

在心理咨询中，来访者呈现出退行，比如来访者穿着睡衣来到心理咨询室，一开始心理咨询师并没有跟她讨论这个问题。当来访者连续三次都穿着睡衣而来时，来访者刚坐下就迫不及待地说："这是我在家穿的衣服，我也不知道怎么穿到这里来了？"心理咨询师："嗯，我看你已经穿了好几次睡衣了，我已经注意到了。"来访者回应："这大概是心理咨询让我感到有安全感，很舒服，您这里是一个能让我自由诉说的地方。""除了让你感到安全、舒服，你还感受到什么？""还有些不安和疑惑，为什么我已经按时吃药也做过很多次咨询了，为什么我还没有好，我很失望和绝望。"来访者哭泣着。当她这样直接表达对心理咨询师或是对心理咨询的失望时，心理咨询师反而感到欣慰，觉得她终于卸下那种温和而又彬彬有礼的面具，能够直接表达攻击和不满。在心理咨询中，来访者越来越像个斗士，而心理咨询师尊重她的愤怒。当来访者觉察到自己的情绪并开始学着表达出自己的情绪时，她已经能够出门（必须在有人陪同的情况下），在吃饭、洗澡、坐车时关注呼吸的恐惧感减弱很多，跟老公的关系也亲密了很多。

她在任何明显的进步之后，接踵而来的都是陷入大步的倒退。在讨论有关死亡的焦虑话题时，咨询双方探讨了很多小节，但是一直都毫无进展，来访者承认对死亡本身不害怕，害怕的是等待死亡来临时自己无助和无力的感觉，就像梦境中她恐惧而又孤独地站在雪地上。她开始有意无意地在心理咨询过程中迟到或是请假，甚至告诉心理咨询师咨询费用太贵，让她感到吃力，这让心理咨询师在为她心理咨询中的进步而感到兴奋的同时，又要开始担心下一次的咨询。但是无论来访者的状态如何，心理咨询师都相信来访者不会放弃咨询，而是会不急不慢地跟随来访者。

当来访者再一次经历身边的亲人走向死亡时，在整个过程中，她没有逃避，她真诚体会自己的情绪，接纳自己的无能为力，接纳自己对死亡的恐惧。当完成这一切时，她第一次梦见了奶奶，并在清明节的时候，她第一次去奶奶坟头祭拜，完成了一直未完成的哀悼。

3.咨询后期

结束阶段的重点是巩固咨询目标，回顾咨询过程，真实评价来访者发生的改变以及未来可能发生的改变，制订未来的咨询计划及告别。

（四）咨询效果

来访者及家人都肯定心理咨询的效果，来访者的躯体化症状消失，能够正常地工作和生活，对于外出不抗拒，在等车或在人群集聚的地方不再感到恐慌和害怕；夫妻关系越来越和谐；当发生冲突和矛盾时，能够适时地表达自己的真实情绪和想法，而不是一味冷战；面对女儿情绪化的表现也能接纳和理解；特别在咨询后期，能够敏锐觉察到自己的情绪，并学会梳理和处理自己的负面情绪，强烈的恐惧感已经被弥散隐约的不安感所替代。

咨询过程大体顺利，中间虽有很多反反复复的情况，但来访者有较强的改变动机并具有较强的心理领悟能力，此外家人的支持度也比较高。通过支持、表达式心理治疗、心理教育、放松冥想等方法，来访者的焦虑症状得以改善，恢复了社会功能，并学会了识别情绪和提升自己情绪的言语化功能，随着她自我功能的完善与提升，最终达到预期目标。

三、讨论和反思

（一）来访者的主要问题

根据对来访者的症状、病程和对社会功能的影响程度的评估，来访者符合焦虑症的诊断标准。心理咨询师不做疾病的诊断，仅仅对来访者进行描述性的评估。来访者咨询前曾去本地一家三甲医院心理科就诊，被诊断为"焦虑症"。

焦虑症以焦虑情绪体验为主要特征，可分为慢性焦虑（广泛性焦虑）和急性焦虑发作（惊恐障碍）两种形式。主要表现为：无明确客观对象的紧张和担心，坐立不安，还有自主神经症状（心悸、手抖、出汗、尿频等）。

焦虑症具有以下五大特征：

1.指向未来

情绪指向未来，它意味着某种威胁或危险即将到来或马上就要发生。经常莫名担心是焦虑症患者典型的症状之一，如他们会担心自己的亲人、自己的财产、自己的健康等，而这些情况在常人看来很正常，即焦虑症患者的反应与实际情况不符或偏差颇大。

2.情绪状态

焦虑是一种情绪状态，患者基本的内心体验是害怕，如提心吊胆、忐忑不安，甚至极端惊恐或恐惧。发作性或持续性地出现莫名其妙的害怕、紧张、焦虑、恐惧不安等。患者可能有一种期待性的危险感，感到某种灾难即将降临，甚至有死亡的感受。许多患者同时伴有忧郁症状，对目前、未来生活缺乏信心和乐趣；有时情绪激动，经常无故地发怒，与家人争吵，对什么事情都看不惯、不满意。

3.强烈感

焦虑的情绪体验是不快乐的和痛苦的，患者有一种迫在眉睫或马上就要虚脱昏倒的感觉。焦虑症患者常常觉得自己不能放松下来，面部绷紧，眉头紧皱，表情紧张，唉声叹气等。

4.与现实不相符

实际上没有任何威胁和危险，患者所产生的焦虑、恐惧情绪与现实相差甚远。或者用合理的标准来衡量，诱发焦虑的事件与患者焦虑的严重程度不相称。

5.躯体化

焦虑症的早期症状常表现为躯体上的不适，如心慌、胸闷、气短、心前区不适或疼痛，心跳加快，全身疲乏，生活和工作能力下降，简单的日常家务变得困难不堪、无法胜任等。这些症状反过来又加重患者的担忧和焦虑，由此形成恶性循环，严重地影响了患者的身心健康。绝大多数轻度焦虑症患者还有失眠、早醒、梦魇等睡眠障碍，手抖、手指震颤或有麻木感、月经不调、食欲减退、头昏眼花、恐惧焦虑，严重时还有某种濒死感等。

在本案例中，来访者以发作性地出现莫名其妙的害怕、焦虑的情绪体验为核心症状。主要表现出一种期待性的危险感，害怕呼吸会骤停，甚至有死亡的感受。比如害怕独自外出可能会晕倒得不到及时救助，吃饭会被噎住而出现呼吸困难，甚至散步时都会不由自主地想到自己的呼吸会暂停而感到恐慌。这些想法或体验是不受控制的，来访者试图摆脱，但摆脱不了，还会伴随一些躯体的不适感，比如胸闷、腹胀、头晕、全身乏力等。

来访者的症状虽然表现为躯体不适感与焦虑体验的同时存在，但是躯体不适感是由难以言说的情绪所导致的躯体体验。来访者更多的是害怕等待死亡，是无助感和失控感，这些来源于早年未被处理的冲突和未被完成的哀悼。在人际关系中，来访者一方面渴望亲密关系，另一方面在行为中表现出对他人的疏离。

（二）导致来访者问题的主要影响因素

1.遗传因素

有学者认为，焦虑症是环境要素通过易感本质一起发挥作用的结果，易感本质是由遗传决定的。在本案例中，来访者的爸爸妈妈及一级亲属中未发现有焦虑症的患者，但来访者感觉妈妈脾气比较急躁、易激怒，妹妹似乎也有抑郁的问题。因此，对来访者来说，家族中具有易感本质可能是其重要的发病原因和影响因素之一。

2.心理因素

精神分析理论认为，神经症性焦虑是对未认识到的危险的一种反应，神经症防御机制未能为患者辨认出来，有时这种危险只是象征性的。神经症性焦虑可在过去童年、少年或成年期未解决的冲突重新显现时而被激发，Pan（1924）强调创伤是各种焦虑之源，Klein（1948）则认为焦虑源于死亡本能，是对敌视和攻击的一种反应。

也有学者认为，焦虑源于婴幼儿对照料者的不确定感。有研究表明，早期的依恋关系的特点或质量对童年期的焦虑与恐惧有预测作用。婴幼儿期对母亲或主要照料者的依恋关系是人类个体最早体验到的一种社会关系，也是建立和发展对他人及环境的安全感与信任感的重要基础。如果个体在生命早期遭遇了不安全的依恋关系和养育环境且得不到及时的干预和治疗的话，则所形成的不安全的内部工作模式会导致个体的焦虑特质或抑郁特质，并会延续到青春期或成年期，甚至会贯穿一生。

在本案例中，来访者年幼时就被送到外婆家寄养，妈妈一直想要男孩，可能对来访者的需求和关爱都是不及时的，甚至是忽略的，爸爸妈妈的角色在她的成长过程中一直是缺失的，她的内心世界是极度不安全的、冰冷的，也是无助的。她试图通过优异的学习成绩来唤起爸爸妈妈对她的关注和爱护，但是他们对她的学业漠不关心，让她愤怒但无从表达。一年前，奶奶突然去世，又重新唤起她强烈的无助感和失控感。

焦虑症的症状还具有某些特殊的心理意义。来访者有继发性获益，比如她生病后，就可能不会有是否要生二胎的困扰了，丈夫将注意力又转移到了她身上，包括她的爸爸妈妈都因为她生病从外地特意赶过来陪她。

3.社会因素

焦虑症的发生与社会因素有关，各种各样的生活事件、心理应激常是发病和症状加重的诱因。询问病史可以发现，焦虑症状与工作紧张、人际关系紧张、家庭不和睦、夫妻生活不协调、亲人死亡和意外事故等有关。

对来访者来说，生二胎的压力、与老公关系冷漠、奶奶的去世及妹妹抑郁都可能进一步诱发其焦虑症的发生。

（三）如何处理来访者的问题

焦虑症的干预，临床上多采用药物治疗、心理治疗或者药物治疗和心理治疗相结合的方法。

1.药物治疗

根据来访者的病情、身体情况、经济情况等因素综合考虑，一般建议服药1～2年，停药及药物加量请咨询医生，不可自行调整药物治疗方案。在服药期间，注意和医生保持联系，在出现副作用或其他问题时以便及时解决。①苯二氮䓬类药物（安定类药物）：其优点是见效快，多在30～60分钟内起效，抗焦虑效果良好，价格较便宜。缺点是效果持续时间短，不适合长期大量使用，有可能产生依赖。常用药物：劳拉西泮、阿普唑仑，一天2～3次，属于短中效的安定类药物，抗焦虑效果好，镇静作用相对弱，对白天工作的影响较小。②抗抑郁药物：广泛性焦虑常用的治疗药物是帕罗西汀、艾司西酞普兰、文拉法辛、氟哌噻吨美利曲辛片等；惊恐发作常用的治疗药物是帕罗西汀、艾司西酞普兰、氯米帕明等。此类药物的优点是抗焦虑效果良好，能从根本上改善焦虑、无成瘾性，适合长期服用，但抗焦虑见效慢，2～3周后起效，常常需要同时短期合用安定类药物。

2.心理治疗

心理治疗是通过言语或非言语沟通，建立起良好的治疗同盟关系，应用有关专业知识，引导和帮助来访者改变行为习惯、认知方式等。药物治疗是治标，心理治疗是治本，两者缺一不可。

本案例中首先采用认知与行为治疗是建立在来访者自我监测的基础上的，来访者可以凭此学会观察自身的焦虑体验以及觉察导致焦虑发作的原因。在治疗中，通过与来访者讨论其过去的焦虑体验以及采用想象和简短诱导使来访者产生焦虑等方法，会易化来访者对焦虑理解的过程。然后，鼓励她尽早识别在日常生活中可能导致焦虑的线索。

支持—表达的心理动力学方法，尤其适用于治疗以关系不良为主导焦虑的来访者。这一治疗模式假定个体在一生中任何阶段的危险或创伤性经历都可以让自己、他人以及在满足自己需求的关系中产生一些不正确的信念，这些信念包括对获得爱、安全、稳定、他人保护的担忧。有时，与这些信念有关的担忧过于强烈，以致来访者为了减少恐惧而不去回想这些忧虑。可是，这些担心和反复出现的不良人际关系所导致的不安情绪会继续影响个体，因而心理动力学治疗的焦点就是了解在不良人际关系以及心理内部冲突背景下的焦虑症状。通过测试来访者过去和现在与他人（包括治疗者）的关系模式，就会找到导致焦虑的原因，找到更好的处理情感、表达需要、应对他人的方法。

最后，应用放松技术。将放松方法教给来访者，心理咨询师在练习期间可以打断来访者，指出哪些是提示来访者紧张或者焦虑增加的标志，然后指导她用简短的放松技术平息这些觉察到的焦虑。一段时间后，要求来访者在没有心理咨询师督促的情况下自我练习。在练习中，来访者可在他们所处的环境中选择一种线索（如张贴便条、电话响铃、改变活动、每半小时）来定期提醒来访者识别现存的焦虑并且进行自我放松，使焦虑渐渐远离她。

（四）反思

1.心理咨询师对咨询的总体评价

经过38次咨询，来访者的咨询目标初步达成，双方对咨询效果基本满意，来访者的社会功能已经基本恢复，大量的行为都有了积极转变，她变得不再那么消极被动，在工作中给自己确定了积极的目标，在生活中理解自己的能力和局限，而她本人对自己的成长和成熟感到骄傲，希望她的故事能够帮助更多仍深陷"困境"中的人。

咨询效果基本满意与以下几个因素有关：①建立了咨询同盟；②来访者具备强烈的咨询动机；③来访者具有一定的自我分析和自我反思能力；④来访者在咨询中积极配合；⑤家人持续性的支持。

2.心理咨询师处理不足之处

当来访者在心理咨询室表现出孩子般的退行时，心理咨询师感到被信赖，也很享受这样状态，但是心理咨询师处理这个移情不够及时，也没有和来访者充分讨论这个问题。在开始阶段，心理咨询出现了超时，有些地方也出现了诠释过早的现象。感谢来访者让心理咨询师有机会聆听她的讲述，让心理咨询师学会了如何与来访者互动和进行持续的自我反思，也让心理咨询师看到了自己工作的意义所在。

（刘晓丹）

案例3：为什么我的脸长得如此不协调

——一则有体象障碍来访者的心理治疗案例

一、个案介绍

基本信息： 男，22岁，未婚，就诊时已在家待业很久。来访者是独生子，父母交替外出打工，现与母亲一同居住。来访者眼中的父亲是个无法进行交流的人，没有共同话题，遇到事情只会用暴力解决。母亲人很好，很能干，但来访者也不喜欢和母亲单独相处。来访者感觉自己是一个孤独的人。

对来访者的初始印象： 第一次遇见来访者是在病房，一人卧床，看上去像高中生。来访者看人的眼神很警惕，畏畏缩缩。来访者第一次来治疗室是由妈妈陪同来的，进治疗室前嘱咐妈妈等他出来一起回病房，这一举动让我感觉和他的年龄不相符。来访者在第一次治疗中反复强调高考失败毁了他的一生，他的人生停在了高考结束的那一年。在第一次治疗中，来访者几乎不看心理治疗师，眼神闪躲，弓着身子缩在沙发上，感觉来访者很渺小。

求助的主要问题： 来访者自我感觉人生在高考失败后就停止了。从初中开始就很在意自己的长相，最先开始在意自己的眉毛，觉得自己的眉毛长得和别人的不一样，为此不愿与人交往，感觉自己的人际关系有问题，没办法长时间坚持一份工作。最近问题更加严重了，已经无法出门，所以父母带他来医院就诊。来访者在网上查资料，觉得自己的问题是社交恐惧症或是体象障碍。来访者加入了一个网上的群，网友建议他进行心理治疗，还说他这不是头脑有问题，是心理疾病。

来访者自诉： "我从初中开始在意自己的长相，先从眉毛开始，总觉得自己的眉目长得不好看，和我的这张脸不协调。我特意用眉刀剃过眉毛，结果越弄越难看，所以那段时间为了遮住我的眉毛，我就留了刘海。老师为此特意找我谈话，说我头发长，要修剪，我没有理睬老师的话。从那个时候开始，我就不想和人交往了，总觉得自己长得怪。一段时间不在意自己的眉毛了，又觉得自己的嘴长得不好看，看别人的嘴都是薄薄的，而我的上嘴唇还好，下嘴唇那么厚，跟别人的不一样。还有段时间，我觉得自己的眼睛长得特别不协调，很大很突出，像牛眼一样，跟我这个脸不搭。奇怪的是，我总是轮流关注我的五官，好不容易觉得眉毛还好，又开始嫌弃嘴，刚刚能接受嘴，又开始嫌弃眼睛，觉得眼睛还好了，又开始嫌弃眉毛，没有终点的感觉。头脑中一天到晚就在想这些，只要洗脸照镜子，就会看到，然后就会想，一开始想就停不下来。我是没有钱，要是有钱，我早就去把这些都整了。这已经严重影响了我的学习和生活，后来我都没有朋友了。高考前，我的这些想法更是厉害，根本无法看书，高考完我就知道自己完蛋了。我都没去填志愿，也没想再去复读，我知道不摒弃自己的那些想法，我什么都做不了。我中间有尝试出去工作，但是都干不长。于是我就天天在家上网，打游戏、查资料，我还抄了一段时间的佛经，但是都没用。反而让我爸妈觉察到我的问题，便把我送到这儿来了，送来也好，我看你们有什么办法帮助我。

"我一直没什么朋友，都是一个人，特别孤独。上学时感觉还好，反正就是自己学习，也没什么。高考失败后，出去工作，结果问题就来了，我根本没法跟人长时间好好相处，关系都搞不好，有时候感到压抑，就干不下去了，我不是不想干事，我是真干不来。我知道高中毕业没啥好学历，但也不是我不想上大学，我也不知道我高中那时候怎么了。我有时候也很着急，觉得要挣钱，但就是干不好工作。所以希望通过治疗，能够知道自己为什么会想这些问题，别人为什么不想，怎么样才能让自己不想，让自己可以和他人交往，这是我的治疗目标。"

成长史和重要事件：来访者足月顺产，母乳喂养，发育正常，没有得过重大躯体疾病。目前，来访者躯体状态健康，较瘦弱，家庭成员也无重大健康问题。

来访者从小是由父母带大的，且都是不太会说话的人，但父亲比较有能力，会干活。来访者记忆中最常过的日子就是随父母在外打工的日子，当时父母在一起打工，来访者就跟着他们在打工的地方上学，所以小学期间换过三个学校，来访者感觉每次刚熟悉完一个地方就又换学校了。有时候，父母不去打工就回家种田，过一段时间再出去打工。来访者上初中后，生活就稳定了，父母回到了老家。父亲在家门口找到了工作，顺便照顾来访者的生活和学习，母亲依旧在外面打工。高三那年，母亲听老师说我状态不好才回来的。平时，父亲只管来访者吃饭，父子俩很少交流，父亲没文化，来访者感觉和父亲没共同语言，也没什么可说的。高一时，来访者喜欢中国古典文学，有一次就在书摊上买了本《论语》，结果被父亲说了一顿。来访者印象中的父亲很严厉，有一次，父亲让来访者把鸭子赶到河塘再赶回来，来访者没做好，少了两只，就被父亲毒打了一顿，说来访者"没用""这点事都做不好"。来访者上小学时学习成绩还好，但也就是中等水平，上初中时开始觉得学习吃力，上高中后觉得学习更加固难，怎么努力学也学不好。

以往诊疗经历：来访者因高考失败，在家郁郁寡欢、闷闷不乐，被家人带到门诊就诊，医生建议其服药治疗，但来访者未听从医生的建议，拒绝服药。这次因来访者无法出门，长期在家，再次被家长送入医院治疗。此次来访者在门诊就诊后，医生建议其住院治疗，来访者被安排在开放病房，住院期间通过床位医生预约个体心理治疗。心理治疗师简要访谈后，安排来访者一周进行2次个体心理治疗，同时建议来访者参加病房团体治疗。来访者同意参加个体治疗，但不愿参加团体治疗。

二、治疗过程和结果

（一）治疗设置

住院期间每周2次，50分钟/次，出院后继续在门诊进行心理治疗，每周1次，50分钟/次。

（二）治疗目标

来访者的治疗目标：了解自己为什么那么在意自己的外貌，希望不再纠结自己的外貌问题，逐步恢复人际交往能力。

（三）治疗方法及过程

从心理动力学的视角来帮助来访者看到自己面临的困境，通过支持性技术帮助来访者，在治疗过程中及时处理治疗关系中的阻抗、移情，以此来帮助来访者看到他存在的固有模式，使来访者可以逐步恢复人际交往能力和其他社会功能。

来访者共进行了35次心理治疗，工作稳定后由于上班时间和地点原因终止治疗。

1.初始访谈阶段

进行简单的心理教育，介绍心理治疗以及心理治疗的基本设置，如保密协议、保密例外及请假制度。介绍心理治疗师将运用的心理动力学治疗的原理，建立良好的治疗关系，搜集来访者的资料以便概念化来访者的状况，进行评估，确立治疗目标。

2.治疗中期

治疗中期，进一步搜集资料，随着治疗的深入，与来访者的关系趋于稳定，信任关系更加稳固，来访者的自我暴露也越来越多。过程中因为逃避讨论性的问题，来访者出现了阻抗，出现忘记治疗时间、迟到的情况。前几次出现阻抗，心理治疗师均未做处理，依旧坚持设置，并未讨论。来访者惯用的回避、贬低的防御机制也逐渐在心理治疗中显现出来。心理治疗师与来访者共同探讨了来访者的家庭关系、成长经历，来访者越来越多地回忆起一些生活中的细节，以及长期处于低自尊的状态。心理治疗师并未采用揭露的手段，而是采用支持、建议、鼓励等支持性的方法来帮助来访者。来访者逐步愿意尝试与人接触，答应心理治疗师参加团体治疗，但不保证会在团体治疗中说话，心理治疗师肯定来访者做出的这个决定，并告诉来访者能去就是很棒的，在团体治疗中，怎么舒服怎么来就可以了。治疗中期，来访者出院，继续在门诊接受每周1次的心理治疗，来访者出院后在家继续接受药物治疗。

3.治疗后期

治疗后期，来访者开始愿意和心理治疗师讨论性方面的问题，并说到高中后不敢与人交往，因为担心别人看到自己眼中流露出的"黄色内容"。来访者认为，眼睛是心灵的窗户，容易让人洞悉自己的状态，所以不敢与别人交往。回想小时候，在村子里与同龄小孩一同玩耍，大家相互玩闹时他喜欢拉别人的裤带，看别人裤子里面，当时家长知道后狠狠地打了他一顿，现在他也觉得那样的行为不好。心理治疗师让来访者在与人对视时自由联想，来访者表示，眼睛会透露出很多东西，会想到别人认为他长得丑，面部总有地方不协调，或者会看出自己有时候想"黄色东西"。心理治疗师与来访者就"眼睛是心灵的窗户"进行了多次现实检验，来缓解来访者在人际交往时的焦虑。多次治疗后，心理治疗师建议来访者在团体治疗中进行检验，团体环境可以帮助来访者进一步缓解焦虑。

（四）治疗效果

治疗后期，来访者可以去外寻找工作，虽工作状态仍不稳定，但对体象反复思考的情况有所减少。来访者最终找到一份较稳定的工作，社会功能部分恢复，由于工作地点在外地，3次讨论后，心理治疗师结束了治疗，并告知来访者希望他能在当地继续治疗，请他的下一个心理治疗师联系本治疗中心完成转介工作。

来访者对治疗效果基本满意。

三、讨论和反思

（一）来访者的主要问题

根据对来访者的症状、病程和对社会功能的影响程度的评估，来访者被诊断为"躯体变形障碍"。

躯体变形障碍又被称为体象障碍，是指身体外观正常者，却觉得自己的外貌有缺陷，或对轻微的躯体问题有过度的担心，并总试图改变自己的外貌缺陷，这种观念会引起个人明显的痛苦或影响个人的社会功能，且不能为另一种精神障碍所解释的心理疾病。

本案例中的来访者，从初中开始就出现了这类想法，先从眉毛开始，总觉得自己的眉毛长得不好看，和自己的脸不协调。希望通过用刀剃、养刘海遮住，来改变自己眉毛的状态。从那个时候开始，来访者的社会功能就受到了影响，变得不愿与人交往。一段时间不关注眉毛了，又觉得自己的嘴巴长得不好看，还会觉得自己的眼睛特别不协调，觉得眼睛还好了，又开始嫌弃眉毛，没有终点的感觉。来访者认为，如果有钱可能会考虑整容，改变这一切。

研究表明，体象障碍患者常出现在综合性医院整形科或者整容医疗机构，特别是反复整容一直无法达到自己希望状态的患者。本案例中的来访者，以思维表现形式为主，行为方面表现较少。

(二) 导致来访者问题的主要影响因素

患体象障碍跟个人性格有关，此心理问题常见于5种人格，即回避性人格、强迫性人格、边缘性人格、自我挫败性人格和依赖性人格。这种患者多是完美主义者和自我批判者，且有明显的不安全感，敏感、害羞和体力不足。同时，这类患者有早年创伤性事件，如外貌被取笑、被羞辱，受到躯体或性攻击，被男友（女友）抛弃，从而引起自卑和贬低自我。

本案例中的来访者，有强迫性人格特质，长期处于自卑状态，运用贬低自我的防御机制，是造成来访者出现体象障碍的重要心理因素。

(三) 如何处理来访者的问题

体象障碍的干预，临床上多采用药物治疗、心理治疗或者药物治疗与心理治疗相结合的方法。

1.药物治疗

体象障碍患者有一定的人格结构基础，一般而言，药物治疗难以改变人格结构，但在出现异常应激和情绪反应时，少量用药仍有帮助。如情绪不稳定者，可少量应用抗精神病性药物；有攻击行为时，可少量给予碳酸锂，亦可酌情使用其他心境稳定剂；有焦虑表现者，可给予少量苯二氮类药物或其他抗焦虑药物。本案例中的来访者，情绪不稳，因此使用了少量的抗精神病性药物，以帮助来访者稳定情绪。

2.心理治疗

多种心理治疗方式对体象障碍患者有效。在本案例中，心理治疗师采用了心理动力学疗法对来访者进行心理治疗。

开始阶段，因为来访者是第一次接触心理治疗，所以心理治疗师对来访者就心理治疗的基本情况先进行了介绍。如告知来访者个体心理治疗的基本设置、保密原则、保密例外；并向来访者解释心理治疗师运用的心理动力学疗法是什么，是如何工作的。来访者因自己在网上搜寻各种方法均未起到良好效果，因此一开始对心理治疗的期望很大。心理治疗师告知来访者，心理治疗是一个长期的过程，并且需要双方共同努力，这样来降低来访者过高的期望，有利于后面心理治疗的进行。

初始访谈阶段，心理治疗师主要是搜集关于来访者的一些资料，讨论来访者存在的问题，与来访者商定治疗目标，了解来访者的早年经历、成长环境、重要生活事件、人际关系、自我评价、自尊水平等，对来访者的问题有一个初步概念化，评估来访者的状态，考虑采用揭露性技术还是支持性技术。本案例中的来访者为住院患者，情况较为严重，内省力较差，因此心理治疗师决定采用支持性技术。

治疗阶段，心理治疗师需要节制，要处理治疗过程中来访者的失望，对来访者始终保持医生般的关心，鼓励来访者对于一些具体事件进行自由联想，鼓励来访者汇报自己的梦境，处理治疗过程中出现的移情。本案例中的来访者，在与心理治疗师相处的过程中，将平时与他人相处的模式带到了治疗关系里，来访者担心心理治疗师能看到他眼中流露出的东西，担心心理治疗师发现他长得奇怪，因而有时目光闪躲。心理治疗师将移情展示给来访者，并处理移情。在治疗过程中，心理治疗师给予来访者支持和鼓励。当来访者决定参加团体治疗时，心理咨询师先与来访者详细讨论了他的决定，然后支持他的决定。因为来访者的体象障碍严重影响了他的人际交往功能，参与团体治疗有利于来访者社会功能的恢复。在个体治疗过程中，心理治疗师逐渐将来访者的防御机制呈现给他，并共同尝试采用更为高级和积极的防御机制来替代低级和消极的防御机制。

结束阶段，进行小结，帮助来访者结束治疗关系，处理分离焦虑。

（四）反思

1.心理治疗师对治疗的总体评价

经过35次个体治疗，并配合团体治疗，来访者的社会功能得到了一定程度的恢复，对于自己外貌的问题思考的时间和次数明显减少，初步达到了治疗效果。

达到治理效果的原因可能是：①心理治疗师与来访者直接建立了良好的治疗关系；②来访者治疗动机强；③来访者积极配合心理治疗师；④心理治疗师采用的心理动力学概念化方向正确；⑤支持性的干预手段有利于来访者自尊水平的恢复；⑥社会支持良好。

2.心理治疗师处理不足之处

（1）心理治疗师在治疗开始阶段，过早地呈现来访者的一些防御机制，造成了一定的治疗阻抗。心理治疗师察觉到自己的反移情后，通过督导放缓了治疗进度，防止了治疗脱落。

（2）治疗因来访者工作的因素而结束，虽然取得了一些治疗效果，但治疗仍不充分。在小结中心理治疗师与来访者讨论了去工作当地继续治疗的建议，并推荐了当地的心理治疗师，但来访者并未继续治疗。

（郑　欣）

第二部分　认知行为疗法

认知行为疗法概述

目前，较为公认的说法是，认知行为疗法是包含认知疗法和行为疗法的心理治疗方法，是通过改变患者非适应性的思维和行为模式来减少失调情绪和行为，从而改善患者心理问题的一系列心理治疗方法的总和。

一、认知疗法

认知疗法是以纠正和改变患者适应不良性认知为重点的一类心理治疗的总称。它以改变不良认知为主要目标，继而引起患者情感及行为的变化，以促进心理障碍的好转。认知疗法又分为合理情绪疗法、贝克的认知疗法、梅肯鲍姆的自我指导训练法等。

（一）合理情绪疗法

合理情绪疗法也称"理性情绪疗法"，是帮助患者解决因不合理信念产生的情绪困扰的一种心理治疗方法，是20世纪50年代由阿尔伯特·艾利斯在美国创立的。

合理情绪疗法的基本人性观认为，人既是理性的，又是非理性的。因此，在人的一生中，任何人都可能或多或少地具有某些非理性观念。只不过这些观念在那些有严重情绪障碍的人身上表现得更为明显和强烈，他们一旦陷入这种严重的情绪困扰状态中，往往难以自拔，这就需要对之应用合理情绪疗法加以治疗。

合理情绪疗法的基本理论主要是ABC理论。在ABC理论模式中，A是指诱发性事件；B是指个体在遇到诱发事件之后相应而生的信念，即个体对这一事件的看法、解释和评价；C是指在特定情景下，个体的情绪及行为反应。通常人们认为，人的情绪和行为反应是直接由诱发性事件A引起的，即A引起了C。ABC理论指出，诱发性事件A只是引起情绪及行为反应的间接原因，而人们对诱发性事件所持的看法、解释和评价B才是引起人的情绪及行为反应的更直接的原因。人们的情绪及行为反应与人们对事物的想法、看法有关。合理的信念会引起人们对事物的适当的、适度的情绪反应；而不合理的信念则相反，会引起人们对事物的不适当的情绪和行为反应。当人们坚持某些不合理的信念，长期处于不良的情绪状态中时，最终将会导致情绪障碍的产生。

合理情绪疗法实际上就是一种对有情绪障碍的人实施再教育的过程。心理咨询师训练患者科学地进行逻辑思维与分析，使其学会能够客观、合理地思维，用以代替旧的非理性的信念。合理情绪疗法的治疗过程如下：

1. 诊断阶段

本阶段心理咨询师的主要任务是根据ABC理论对患者的问题进行初步分析和诊断，通过与患者交谈，找出其情绪困扰和行为不适的具体表现（C），以及与这些反应相对应的诱发性事件（A），并对两者之间的不合理信念（B）进行初步分析。

2. 领悟阶段

本阶段心理咨询师的主要任务是帮助患者领悟合理情绪疗法的原理，使患者真正理解并认识到：引起其情绪困扰的并不是外界发生的事件，而是其对事件的态度、看法、评价等认知内容；要改变情绪困扰不是致力于改变外界事件，而是应该改变认知，通过改变认知，进而改变情绪。只有改变了不合理信念，才能减轻或消除患者目前存在的各种症状。患者可能认为，情绪困扰的原因与自己无关，心理咨询师应该帮助患者领悟，引起情绪困扰的认知恰恰就是患者自己的认知，因此情绪困扰的原因与患者自己有关，患者应对自己的情绪和行为反应负责。

心理咨询师要进一步明确患者的不合理信念，不合理信念的主要特征有：绝对化的要求、过分概括和糟糕至极，并把它们与患者负性的情绪和行为反应联系起来。

3.修通阶段

这一阶段的工作是合理情绪疗法中最主要的部分。心理咨询师的主要任务是运用多种技术，使患者修正或放弃原有的非理性信念，并代之以合理的信念，从而使症状得以减轻或消除。合理情绪疗法修通阶段常用的技术主要有：

（1）与不合理信念辩论。这是合理情绪疗法中最常用最具特色的技术，它来源于古希腊哲学家苏格拉底的辩证法，即所谓"产婆术"的辩论技术。这种方法主要是通过心理咨询师积极主动的提问来进行的，心理咨询师的提问具有明显的挑战性和质疑性的特点，其内容紧紧围绕患者信念的非理性特征。

（2）合理情绪想象技术。第一步使患者在想象中进入产生过不适的情绪体验或自感最受不了的情境之中，让他体验在这种情境下的强烈情绪反应。第二步帮助患者改变这种不适当的情绪体验，通过改变患者对自己情绪体验的不正确认识来进行。第三步停止想象，让患者讲述他是怎样想的，情绪有哪些变化，是如何变化的，改变了哪些观念，学到了哪些观念。

还可以让患者想象一个情境，在这一情境之下，患者可以按自己所希望的去感觉和行动。这种方法可以帮助患者拥有积极的情绪和目标。

（3）家庭作业。认知性的家庭作业是让患者与自己的不合理信念进行辩论，主要有两种形式：RET自助表和合理自我分析报告。

RET自助表的操作步骤：首先，让患者写出事件A和结果C；其次，患者从表中列出的十几种常见的不合理信念中找出符合自己情况的B，或写出表中未列出的其他不合理信念；再次，要求患者对B逐一进行分析，并找出可以代替B的合理信念，填在相应的栏目中；最后，患者要填写出他所得到的新的情绪和行为反应。完成RET自助表实际上就是一个患者自己进行ABCDE（D：对B的驳斥，E：新观念）工作的过程。

合理自我分析报告和RET自助表基本上类似，也是要求患者以报告的形式写出ABCDW各项，只不过它不像RET自助表那样有严格规范的步骤，该报告的重点以与D即不合理信念的辩论为主。

4.再教育阶段

心理咨询师在这一阶段的主要任务是巩固前几个阶段治疗所取得的效果，帮助患者进一步摆脱原有的不合理信念及思维方式，使新的观念得以强化，从而使患者在治疗结束之后仍能用学到的东西应对生活中遇到的问题，以能更好地适应现实生活。

这一阶段，心理咨询师可采用的方法和技术仍可包括上一阶段的内容，如继续使用与不合理信念辩论的技术，合理情绪想象的方法以及各种认知性、情绪性和行为方面的家庭作业。除此之外，心理咨询师还可应用技能训练，使患者学会更多的技能，提高其应对各种问题的能力，这也有助于改变他们不合理的信念，强化新的、合理的观念。这类训练具体包括自信训练、放松训练、问题解决训练和社交技能训练。

（二）贝克的认知疗法

1.概述

认知疗法由贝克在20世纪60年代初提出，现在"认知疗法"很多时候在心理治疗领域是"认知行为疗法"的代名词。认知疗法已经成为当前世界上流行最为广泛，被使用最多的心理治疗方法。

贝克首先将认知疗法应用于抑郁症的心理治疗，后来被应用于治疗有各种心理障碍和问题的患者。认知疗法具有疗程短、疗效好、效果稳定、复发率低的优点，被越来越多的心理咨询师（心理治疗师）以及精神科医师所接受，认知疗法已经成为心理工作者必修的课程之一。

认知疗法以认知模式为理论基础，认知模式假设，人的情感、行为及生理反应被他们对事件的知觉所影响。认知疗法认为，功能不良思维在所有心理障碍中都是常见的。当人们学会用一种更加现实和适应的方法来评价自己的思维时，他们的情绪状态以及行为都会有积极的改变。为了持久地改善患者的情绪和行为，心理咨询师会在更深层面上（患者关于自己、他人和世界的基本的信念）对认知进行工作。

2.认知疗法的基本原则

以认知概念化为基础；建立良好的治疗联盟；强调合作与积极参与；目标导向，聚集于问题，重点是当下；教患者成为自己的心理咨询师，强调预防复发；时间限制；结构化；教会患者识别、评估以及应对不合理的想法和信念；采用各种技术来促使思维、情绪和行为的改变。

3.认知疗法的基本过程

发展治疗关系，制订治疗计划与会谈结构，识别功能不良认知并对其做出反应，强调积极方面，在会谈和家庭作业之间促进认知和行为的改变。

4.认知疗法的基本技术

认知疗法疗程短、结构化、操作性强的特点决定了治疗技术的重要性。认知疗法的基本技术有很多种，北京师范大学的王建平教授将其分为四类：

（1）症状改变的核心技术：针对自动思维方面的技术有三栏表和五栏表；针对信念方面的技术有箭头向下技术、信念利弊分析以及认知模型生活化，从而认识想法（信念）与症状之间的关系；针对行为方面的技术有行为实验法和行为激活等。

（2）支持和保障性技术：设定目标，心境检查，议程设置，反馈，小结等。上述技术是认知疗法结构化和操作化的重要保证。

（3）实际生活应用技术：布置作业、自助练习、行动计划等是具体实施的技术。在临床实践中，和患者充分讨论后，要采用对患者而言最合适的技术。

（4）指导和方向性技术：问题（症状）概念化，个案概念化。问题（症状）概念化可以简单地概括为以下三个问题：①个案怎么啦？发生了什么？②患者是怎样的一个人？经历了什么？③从认知疗法的原理的角度，如何深入理解个案？个案概念化指心理咨询师依据某种认知疗法的理论对患者的问题进行理论假设，从而由这种判断或假设进一步制订咨询计划和方案。个案概念化对评估个案内容和选择适当的干预策略具有指导作用。

一个患有抑郁症来访者的概念化如下：

核心信念：我无能。

中间信念：我必须时时刻刻在任何场合都表现优秀，才能证明自己是有能力的。

规则：我必须表现得很优秀，这样就能证明我是有能力的。

假设：如果我努力证明自己有能力，我就是有价值的；否则，我就是一个毫无价值的人。

补偿成功：快乐。拼命学习，拼命工作，加班加点，以此为乐。

补偿失败：痛苦。在别人眼中我再努力也是一个笨蛋。

自动思维：在不同情境中出现各种负性自动思维，如"我很糟糕""我真没用，这点小事都做不好"。

（三）梅肯鲍姆的自我指导训练法

自我指导训练法的理论来自苏联学者鲁利亚等人的研究。此研究认为，语言特别是内部语言与行为有着密切的关系，在某种程度上起着影响和控制行为的作用。梅肯鲍姆认为，消极的内部语言是导致行为失调的重要原因，并指出通过矫正消极的内部语言，用正面的、积极的自我对话可达到矫正异常行为或心理障碍的目的。

二、行为疗法

（一）概述

行为疗法是指以行为学习理论为指导，按照一定的程序，消除或纠正人们的异常或不良行为的一类心理治疗方法的总称。主要理论基础是巴甫洛夫的经典条件反射理论、斯金纳的操作性条件反射理论和班杜拉的社会学习理论。

行为疗法从一开始就植根于实验的发现之中。行为主义的学习理论认为，不论适应性行为还是不适应性行为都源于学习。因此，假如一个人出现了不适应性行为，同样可以用"重新学习"的方法，使其不适应性行为得以改变和矫正。行为疗法技术实际上是获得、消除和改变行为的学习程序。行为疗法所依据的学习理论主要来自三个方面：经典的条件反射原理、操作性条件反射原理和社会学习原理。

巴甫洛夫的经典条件反射理论是有关实验性神经症模型的理论，强调条件化刺激和反应之间的联系及其反应规律，解释行为的产生、改变和消退；斯金纳的操作性条件反射理论，阐明"奖励性"或"惩罚性"操作条件对行为的塑造；班杜拉的社会学习理论强调社会性学习对行为的影响。

（二）基本特点

（1）行为疗法的对象是个体的非适应性行为。行为疗法旨在对个体的非适应性行为进行矫正，通常把要被矫正的行为称作问题行为或靶行为。

（2）行为疗法强调环境事件的重要性。行为疗法理论认为，人类行为是由其所处环境中的各种事件所控制的，行为疗法的目的就是识别这些环境事件，对与非适应性行为有关联的环境事件进行评估，改变非适应性行为和环境中的控制变量之间的相互关系，从而对非适应性行为加以矫正。

（3）行为疗法不对行为的潜在动因进行假设。有些心理治疗方法，如精神分析疗法，着眼于假设行为的潜在动因（如俄狄浦斯情结），但行为疗法拒绝这种假设，认为这种假设及其与之试图解释的行为之间的相互关系缺乏科学性、可操作性，其真伪永远无法证实。

（4）行为疗法是一种系统的、可操作性很强的方法。行为疗法强调对治疗的程序和方法进行精确的描述，这样便于治疗者正确实施这些程序和方法。除此之外，行为疗法还重视在治疗干预的前后对目标行为（靶行为）进行评价，从而可以及时把握治疗干预的效果。

（三）适应症

行为疗法是心理治疗的主要形式之一。目前，其种类和应用范围正在不断增多和扩大，不仅在临床医学实践中被广泛地应用，而且已成为一个跨学科的研究领域，在现代临床精神病学、行为医学、心身医学、临床心理学等学科都有所应用。行为疗法的适应症范围很广，主要如下：

（1）神经症：如恐怖症、焦虑症、强迫症。

（2）习得性不良习惯：口吃、职业性肌肉痉挛、遗尿症、儿童和青少年不良行为问题等。

（3）自我控制不良行为：肥胖症、神经性厌食症、烟酒及药物成瘾等。

（4）性心理障碍：恋物症、窥阴症、露阴症、异装症等。

（5）精神病：对精神病患者恢复期的行为通过强化或消退进行约束与诱导。

（6）某些身心疾病：高血压、冠心病、支气管哮喘等。

（四）常用的行为疗法

1.放松训练

放松训练又称松弛训练，是按照一定的练习程序，有意识地控制或调节自身的心理和生理活动，达到缓和身心紧张的目的。松弛训练的具体程式有许多，临床上最常用的有两种：渐进性放松和自主训练。

2.系统脱敏法

系统脱敏法为临床上常用的行为矫正技术，是按一定的治疗程序诱导患者缓慢地暴露于导致焦虑、害怕及其他强烈的情绪反应的情境中，并通过放松来对抗这种情绪状态，从而达到逐渐消除不良情绪的目的。该方法是由南非精神医学专家Wolpe于1958年创立，其工作原理是通过建立与不良行为相对抗的松弛条件反射，使焦虑反应在与引起这种反应的条件刺激的接触中逐渐消退。

3.满灌疗法

满灌疗法又称为冲击疗法或暴露疗法。它与系统脱敏法虽然都是将患者置于（暴露）他所惧怕的情境中，但前者是采取缓和的、逐步消除的方式矫正患者的心理或行为障碍，而满灌疗法是从治疗开始就突然把患者置于能引起他极大恐惧的情境中，并保持相当一段时间，不允许患者逃避，直至患者清楚地认识到并没有真正可怕的事情发生，紧张、不安便会明显减轻。

4.厌恶疗法

厌恶疗法是运用经典条件反射的原理，将患者的不良行为与令人厌恶的刺激相结合，形成一个新的条件反射，从而消除患者已建立的不良行为的治疗方法。

5.正强化

正强化是一种以操作性条件反射原理为理论依据，通过各种强化手段来增加患者的某些适应性行为，减少或消除患者的不适应性行为的治疗方法。

6.示范法

示范法是指提供特定行为的模型、范本，即榜样，进行行为示范。观察者（患者）则通过对榜样行为的观察，获得榜样的示范行为并去进行模仿性操作。示范法根据示范榜样的不同可称为直接示范和替代示范。

（杭荣华　沈械华）

案例1：暴脾气的我为什么控制不住怒火
——一则有攻击性行为来访者的心理咨询案例

一、个案介绍

基本信息：来访者，男，未婚，农村户口，21岁，中专学历，无业。目前和父母共同居住在某城市的城乡接合部，家庭经济情况较差，家庭关系不和睦。此次由其母亲领来心理咨询室。其母称，来访者15岁时因故意伤害他人被强制关入少管所，接受了两年的强制思想教育。来访者从少管所出来至今已有4年多，依然脾气暴躁，好斗，不服从家人的管教。来访者本人从小到大无重大躯体疾病史。

对来访者的初始印象：来访者身高一米八几，身材魁梧，肤色黝黑，头比较小，目露凶光，对周围表现出较强的戒备状态，与他人交流中多出言不逊且倨傲无礼。

求助的主要问题：来访者自诉症状：①因故意伤害他人的违法行为曾在少管所接受管教；②对人无礼貌，态度蛮横；③喜欢与人争执，喜欢讽刺挖苦人；④在校期间，存在敲诈勒索低年级同学和顶撞老师等多个不良记录，并多有攻击性行为；⑤高度以自我为中心，但对挫折耐受性差；⑥好勇斗狠，喜欢欺凌弱小，对自己侵害他人人身权利的攻击性行为没有悔过及内疚心理，报复心强，认为社会不公。

心理咨询师对来访者心理问题的初步判断：①情绪不稳，脾气暴躁；②容易冲动，自控力差；③出言不逊，个性不羁；④经MMPI-399问卷施测发现，其临床量表中的Pd维度因子分值较高，存在一定的社会病态人格特质。根据来访者所反映出的各种症状及情况介绍，并对照美国精神病学会的《诊断与统计手册：精神障碍》第四版中关于"反社会型人格障碍"的诊断标准："冲动性较强、易激惹""对伤害他人的行为一律采用漠视态度，毫无悔改之意""伤害行为发生期间并无伴有躁狂或精神分裂症的病程"，初步评估该青少年来访者存在较为显著的攻击性心理特征。

成长史和重要事件：来访者出身贫寒，其父母均为外出打工者，有一个哥哥也跟随父母外出打工。来访者是由他的外公外婆抚养长大的，属于较为典型的留守家庭。由于父母没有能力和精力教育来访者，使得其缺乏家教，并且长期在学校不服从老师管束。有一次被同村几个同学欺负，导致其脸被打肿，其父母回来之后不仅不加以关切与呵护，反而斥责其懦弱无能，并且教训来访者以后再受外面人欺负时，一定要狠狠地还手，否则就会吃亏。久而久之，来访者所经受的这次心理创伤产生了畸形的观念转变。他认为，"弱者"容易受到他人的欺负，"强者"可以通过自己的力量来保护自己。而且，在"我是强者"的强烈暗示下，往往会对外界发出警示，以表明自己的强者姿态，从而促成来访者产生厌恶他人、恃强凌弱、打骂同学等种种不良行为。

来访者的家族中存在一定的家庭环境影响的倾向。哥哥之前也因为在父母打工的城市参与抢劫和盗窃被判刑，其父亲青年时期在当地也有不良的聚众斗殴的违法记录。叔伯兄弟中也存在不同程度的违法行为。另外一个与其攻击性行为的形成有关联的可能是当地的嗜酒风俗。该风俗在来访者所在的地区尤为普遍，尤其是来访者所呈诉的，其家族中的成人多数嗜酒，一大早起来就可以喝半斤白酒，将喝酒等同于喝水，并且认为喝酒甚至是酗酒可以带来精神快感，很多违法行为也是在喝酒后发生的。与此同时，来访者家族中人在嗜酒的同时还存在着食用大量油炸食物、饮食无忌口等不健康的饮食习惯。

以往诊疗经历：来访者从未就其心理问题接受过任何形式的心理辅导和治疗，其所在学校也没有设置相关的心理辅导机构。来访者对心理咨询较为抗拒和抵触，在其母亲和亲戚的强烈要求下被动地前来接受心理咨询。

二、咨询过程和结果

（一）咨询设置

咨询每周2次，45分钟/次，咨询前签订协议，告知保密原则、来访者及心理咨询师的权利和义务、请假、迟到等相关设置。

（二）咨询目标

帮助来访者改变错误认知，矫正不良行为，排解消极情绪，从而避免和减少对其心理健康产生不良影响的各种因素；培养来访者良好的心理素质和健全的个性；根据来访者成长发展的需要和特点，通过各种途径提高其社会适应能力；尝试对其攻击性行为的心理特质实施行为矫治。

为期一个多月的时间内一共进行了8次咨询。

（三）咨询方法及过程

咨询初期，收集来访者相关的资料，建立咨询关系，确定咨询目标和方案。咨询中期，倾听、共情、鼓励宣泄。通过情绪转移法，在引起来访者产生强烈的情绪反应的情境中，主动及时地设法使来访者的思绪转移到中性或积极的方面上来。其中，行为矫治的方法主要有：

（1）运动生理宣泄法：处理暴躁不安的不良情绪可以通过消耗人体的能量得到发泄。比如想发泄不开心的情绪时，去视野开阔的操场跑步、做操等。

（2）心理暗示宣泄法：感到情绪不佳时，可以通过言语暗示，来调整和放松心理上的紧张状态，使不良情绪得到缓解。比如发怒时，可以用言语暗示自己"不要发怒""发怒会把事情办坏"等。

（3）梅肯鲍姆的认知行为矫正法：一旦发现来访者有发怒及攻击性行为时，应立即干预并阻止，并严厉地指明这种攻击行为是不允许的。讨论其最近一次发生的攻击性行为的来龙去脉，了解和分析攻击性行为的动机、过程和结果，主要让其谈谈自己在产生攻击性行为前后的心理感受，以及事件过后的反思。心理咨询师设计问题与其讨论，在讨论中对其加以引导，主要目的是让来访者明白：攻击别人不是解决问题的最好办法，而是害人害己的事情。与来访者共同讨论，再次遇到冲突性情境时，他应该采用哪些安全的、非攻击性的方法来应对。详见专栏1。

专栏1:梅肯鲍姆的认知行为矫正技术

唐纳德·梅肯鲍姆(Donald Meichenbaum)的认知行为矫正技术,关注的是来访者自我言语表达的改变。梅肯鲍姆认为,一个人的自我陈述在很大程度上与别人的陈述一样能够影响个体的行为。

认知行为矫正技术的一个基本前提是来访者必须注意自己是如何想的、如何感受的、如何行动的以及自己对别人的影响,这是行为改变的一个先决条件。要发生改变,来访者就需要打破行为的刻板定势,这样才能在不同的情境中评价自己的行为。同合理情绪疗法与贝克的认知疗法一样,认知行为矫正技术也假设痛苦的情绪通常来源于适应不良的想法。然而,它们存在区别。合理情绪疗法在揭露和辩论不合理的想法时更直接和更具有对抗性。

梅肯鲍姆的自我指导训练是更多地帮助来访者察觉他们的自我谈话。治疗过程包括教给来访者做自我陈述与训练他们矫正对自己的指导,从而使他们能更有效地应对所遇到的问题。心理咨询师和来访者一起进行角色扮演,通过模仿来访者现实生活中的问题情境来练习自我指导和期望的行为。重要的是要获得对一些问题情境(包括强迫和攻击行为、考试恐惧和演讲恐惧)具有实践意义的应对技能。在梅肯鲍姆的疗法中,认知重组起着关键的作用。梅肯鲍姆认为,认知结构是思维的组织方面,它似乎监督和指导着想法的选择。认知结构就像一个"执行处理者",它"掌握着思维的蓝图",决定什么时候继续、中断或改变思维。

梅肯鲍姆提出,行为的改变是要经过一系列中介过程的,包括内部言语、认知结构与行为的相互作用、随之而来的结果三个方面。他区分了行为改变过程的三个阶段,在每一个阶段,这三个方面都相互交织在一起。他认为,只关注一个方面是不够的。

第一阶段:自我观察。行为改变过程的第一步是来访者学习如何观察自己的行为。当治疗开始的时候,来访者的内部对话是充满了消极的自我陈述和意象的。在这一步,关键的因素是他们愿意和有能力倾听自己。这个过程包括提高对自己的想法、情感、行为、生理反应和别人的反应方式的敏感性。例如,如果抑郁症来访者希望取得建设性的改变,来访者就必须首先认识到他们不是消极想法和情感的"受害者"。尽管自我观察被视为行为改变发生的一个必需过程,但它本身并不是改变的充分条件。随着治疗的进行,来访者获得了新的认知结构,这就使得他们能够以一种新的角度来看待他们的问题。这个重新概念化的过程是通过来访者与心理咨询师的共同努力而产生的。

第二阶段:开始一种新的内部对话。早期来访者与心理咨询师的接触,使来访者学会了注意自己的适应不良行为,并且开始看到不同的适应性行为的存在。如果来访者希望改变,他们对自己所说的就必须能够产生一种新的行为链,一个完全不同于他们原先适应不良行为的行为链。来访者通过治疗学会改变他们的内部对话,他们新的内部对话将作为新行为的向导。反过来,这一过程也会影响来访者的认知结构。

第三阶段:学习新的技能。教给来访者一些更有效的可以在现实生活中应用的应对技能。(例如,不能应对失败的来访者可能会回避任何行动,因为他们害怕不能成功。认知重组可以帮助他们改变自身的消极观念,从而使他们更乐于去进行自己喜欢的活动。)同时,来访者要继续注意告诉自己一些新的内容,并且观察和评估它们的结果。当他们在各种情境下以不同的方式行动时,他们通常就可以从别人那里得到不同的反应。来访者所学内容的稳定性在很大程度上受他们告诉自己的有关新学行为和它的结果的影响。

　　资料来源:http://www.psychspace.com/psych/viewnews-1264(陈忠寅)。

　　(4)饮食辅助治疗法:此方法主要针对来访者曾经的不健康饮食及酗酒状况,在其母亲和亲戚所提供的帮助下基本达到了戒酒、规律饮食和健康清淡饮食。

　　心理咨询师根据生物—心理—社会医学理论模型来理解来访者问题的成因。来访者的问题主要表现在其适应不良的社会交往行为上,无论是攻击性的行为倾向还是人际关系的紧张,都与遗传、环境因素和心理因素有关。来访者不良的社会适应模式是导致其不良行为的心理因素。其不良的行为模式,是在特殊的成长经历和个性特点的基础上不断习得和形成的。

　　心理咨询过程部分摘录如下:

　　　　心理咨询师:好,现在闭上你的眼睛,尽可能保持自己的常态,开始想象,你被家人或者朋友无意间碰撞了一下……尽可能生动地想象这些场景,能做到吗?

　　　　来访者:可以。

　　　　心理咨询师:现在你有什么感觉?

　　　　来访者:很生气,很恼火,他们敢撞我,这么不小心?!

　　　　心理咨询师:为什么你会有这种感受?

　　　　来访者:我觉得对方一定是故意的。

　　　　心理咨询师:还有其他想法吗?

　　　　来访者:嗯,要是他不和我马上道歉,我就揍他!

　　　　心理咨询师:好的。现在换一个场景想象,如果你不小心撞到其他人,你会第一时间给别人道歉吗?

来访者（陷入思考，几分钟后）：好像不愿意……

心理咨询师：再仔细思考下？

来访者：那……我还是不情愿……

心理咨询师：但是现在你的家人或者朋友无意识地不小心撞到了你，你为什么要求别人在第一时间就给你道歉认错呢？

来访者（沉默片刻）：也许……是我错了。

心理咨询师：是的，你已经意识到人和人之间应该是完全平等的了，推己及人，己所不欲，为何要施之于人呢？

来访者（若有所思）：嗯，也许我该原谅他们……

（四）咨询效果

咨询过程总体顺利，经过一个多月的咨询，在各方的努力下，该来访者的攻击性行为已经呈现出减少的趋势，在日常的生活中基本能与他人和平共处，有时还能善意地给别人提供力所能及的帮助，提高了与周边人和睦相处的适应性水平，这显示心理咨询已经收到了良好的效果。

通过认知行为疗法，来访者的心理状况有较为明显的好转，对抗情绪和冲动行为有着明显的弱化现象。虽然来访者的行为模式在短期内并未出现明显的改变，但是可以明显地感知到其内心的正负面认知正处于激烈的碰撞和矛盾之中，可以说已达到了让来访者产生纠正认知，并且试图改变其固有的错误行为的效果。通过进一步回访与跟踪，发现已基本达到预期目标：改变了来访者的错误认知，缓解了来访者的焦虑症状，恢复了来访者的社会功能。对于来访者反社会型人格障碍的矫治也取得了一定的进展，最为显著的就是来访者和周边人群的相处已经取得了积极的进展，并且基本上可以合理应对人际冲突。总体而言，来访者的咨询目标已初步达成。

三、讨论和反思

（一）咨询过程中的特殊问题

（1）阻抗：充分考虑到来访者曾是少年犯这一身份的特殊性，以及来访者的攻击性心理和行为这一主要问题。来访者以公开或隐蔽的方式否定心理咨询师的分析，拖延、对抗心理咨询师的要求，从而影响了心理咨询的进展，甚至使心理咨询难以顺利进行。心理咨询师通过与来访者建立良好的咨询关系，来进一步解除来访者的戒备心理。

（2）沉默：充分考虑到来访者成长经历的特殊性，找到切入点，比如以其经过父亲不正确的教育后所产生的错误观念为源头进行探讨，以期获得来访者的兴趣和认可，从而减少来访者沉默的发生，以达到进一步咨询的目的。

（二）导致来访者问题的主要影响因素

引起青少年群体易怒性格与攻击性行为的原因是复杂多样的，研究者自身的背景、认知流派以及研究对象所处的社会背景等差异，是目前对青少年攻击性心理的影响因素的研究结果各不相同的主要原因。根据研究的领域大致可以概括为以下几个因素：

1.生物学因素

有学者认为，人体内的微量元素含量这一生理指标与青少年攻击性心理人格特质具有较高的相关性，而美国得克萨斯大学的攻击性心理学家克伦威尔和阿拜迪尔也于2015年对攻击性儿童的头发进行了微量元素的检测和对照分析，发现其与正常人群之间存在着较为显著的统计学差距，由于人体内的某些金属元素具有潜在的毒性，如锰、铅等会引起人脑功能的紊乱，所以可以认为，将个体内的微量元素含量异常作为青少年攻击性心理人格特质的一个指征具有防患于未然的研究意义。国内关于生物学因素导致攻击性心理的研究起步较晚，中国政法大学攻击性学研究所所长王顺安在《中国攻击性原因研究》一书中指出：近年来，我国学者对于与青少年攻击性心理相关的生物学因素的实证研究不多，缺乏生物学角度的科研调查，缺少对具有攻击性心理青少年的体质、疾病和肌体功能等因素的探究。由此可以得出，生理学因素对人格特质的形成具有重要影响，有关学者应加强对具有攻击性心理青少年的生理学因素的研究，运用具体的生理指标去分析其异于常人的特殊性，从而为进一步预防青少年产生攻击性心理提供生理维度的预警机制。

2.环境学因素

现阶段关于青少年攻击性心理的影响因素的研究表明，无论是学校环境、家庭环境还是社会环境，都会对青少年攻击性心理的形成产有重要影响。西班牙攻击性心理人格学家蒙德瑞特（Montserrat）、赛尔嘉（Seriga）以及祖克曼（Zukerman）等通过对国内大量的犯有反社会罪的青少年的抽样调查发现，家庭与青少年攻击性心理的形成具有显著的正相关。他们认为，家庭经济环境较差会使具有攻击性心理的青少年在早期成长过程中形成过于追求外部物质的不良人格特质。这体现了国外学者对家庭环境因素的重视。

3.精神、心理因素

心理内因中的精神因素对青少年攻击性心理形成的影响是潜移默化的。攻击性心理学家勒温（Leeuwen）、梅外德（Mervielde）等认为，攻击性青少年精神心理中所存在的适应性和谨慎性两个方面共同影响了其攻击性心理的形成，具有较低的适应性与谨慎性的青少年存在较为明显的攻击性心理特质并且会付诸攻击性事实。同时期，攻击性心理学家杰博森（Gibson）和怀特（Wright）通过大量的实证研究认为，自我控制力低下与喜欢冲动冒险的青少年具有一定的攻击性心理倾向，而该项研究是以17至23周岁范围内的青少年学生为主要研究对象，发现自我控制力低下与攻击性心理相伴而生且呈显著的正相关。由此我们应该认识到，精神、心理因素是青少年攻击性心理产生的内归因，更需要注意的是，多因素心理状况对攻击性心理及攻击性行为的综合影响。国内对于青少年攻击性心理的精神、心理影响因素的研究主要运用问卷调查等实证研究的方法，其中较为成熟的是运用MMPI进行施测。陈世平、乐国安于1999年通过对存在欺负行为的青少年进行调查研究发现，青少年的冲动心理也会导致攻击性心理的出现。2001年，姜小琴、谢斌、林和文、林素英等认为，精神分裂症本质上就是攻击性心理的一个组成部分，具有天然的攻击型人格特质，体现出潜在的攻击性。房明、杨旭然等于2002年运用此量表所测得的结论较为突出地反映了具有攻击性人格的青少年或多或少地呈现出一些病态人格特征。陈向阳、胡艳于2005年通过对照分析研究发现，具有攻击性人格的青少年与同龄中学生之间具有较大的精神方面的差异，二者之间在统计学上也有显著意义。所以综上可以得出，通过"积极的心理矫治"（如建立治疗联盟）等方式可以预防青少年的攻击性行为。

此案例中来访者的攻击性行为的产生，主要是其成长经历中经验习得的结果。

（三）如何处理来访者的问题

（1）根据来访者的成长经历可以得出，来访者的攻击性行为的产生主要是经验习得的结果。人的行为都有"趋利避害"的特点，之所以选择某种行为，主要是这种行为能给当事人带来某种利益。该来访者学习成绩不理想，加上平时爱打架惹事，因而在班级里没威望、没朋友，长期受冷落。有时同学和老师也往往由于思维定式，使他承受一些不公平的指责，比如老师不能一视同仁，对该来访者要求过严，动辄惩罚，从而更激发了其强烈的不满情绪，借攻击行为来发泄并谋求被承认和尊重的需要。

（2）脾气暴躁进而导致人际关系（师生关系、同伴关系及亲子关系）紧张。

（3）产生违法攻击性行为的可能性增大，给家庭和社会带来一定的危害。

根据以上的评估与诊断，同来访者的家长和其本人协商，确定如下咨询目标：

具体目标与近期目标：减少来访者的攻击性行为；改善来访者当前的人际关系；提高来访者控制情绪的能力，对来访者较为暴躁的性格进行改良。

最终目标与长期目标：完善来访者的个性，增强其社会（人际）适应能力，帮助来访者建立良好的人际沟通模式，习得健康有效的人际交往技巧。

主要咨询方法：行为疗法和认知行为疗法。

（1）无论是来访者攻击性的行为倾向还是人际关系紧张、学习成绩下降，都是由其不良的社会适应模式所导致的。而这一系列的不良行为模式，都是在特殊的成长经历和个性特点的基础上不断习得和形成的。这其中无论是情绪的变化，还是行为的异常，都存在着个体对社会认知的偏差和不合理等因素。而行为的不断重复和强化，再加上教养方式和学校教育环境等不利因素的催化，又会加剧来访者认知和个性的偏离。如果不及时采用操作性、目标性、时效性很强的行为治疗和认知行为疗法加以矫正，来访者将陷入恶性循环的怪圈，极易导致反社会型和攻击型人格的形成。另外，由于来访者目前典型的心理和行为异常还没有达到较为严重的程度，同时考虑他所处的年龄阶段，都比较适于采用行为疗法和认知行为疗法。

（2）从饮食的角度出发，避免对来访者的生理性刺激，这也与教育部部长陈宝生提出的农村义务教育营养改善计划有异曲同工之处，也符合塞缪尔·罗宾逊（Samuel Robison）、杰里迈亚（Jeremiah）等西方攻击性学家所提出的在少年司法帮扶机构中运用的"营养干预"措施，从源头防微杜渐，降低来访者产生攻击性行为的生理学基础。

（3）双方的责任、权利和义务。

在心理咨询过程中，来访者及监护人的责任、权利和义务：

责任：①向心理咨询师提供与心理问题有关的真实资料；②积极主动地和心理咨询师一起探索解决问题的方法；③完成双方商定的作业。

权利：①有权利了解心理咨询师的受训背景和执业资格；②有权利了解心理咨询采用的具体方法、过程和原理；③有权利选择或更换合适的心理咨询师；④有权提出转介或中止咨询；⑤对咨询方案的内容有知情权、协商权和选择权。

义务：①遵守咨询机构的相关规定；②遵守和执行商定好的咨询方案中各方面的内容；③尊重心理咨询师，遵守预约时间，如有特殊情况提前告知心理咨询师。

心理咨询师的责任、权利和义务：

责任：①遵守职业道德，遵守国家有关法律法规；②帮助来访者解决心理问题；③严格遵守保密原则，并说明保密例外。

权利：①有权利了解与来访者心理问题有关的个人资料；②有权利选择合适的来访者；③本着对来访者负责的态度，有权利提出转介和中止咨询。

义务：①向来访者介绍自己的受训背景，出示营业执照和执业资格等相关证件；②遵守咨询机构的有关规定；③遵守和执行商定好的咨询方案中各方面的内容；④尊重来访者并遵守预约时间，有特殊情况提前告知来访者。

（四）反思

心理咨询师认为在行为治疗中必须要注意以下几方面：

（1）在行为治疗中，必须遵循以人为本的理念，根据来访者的特点，选取适合的行为治疗方式，以便准确地消除来访者的心理障碍，从而取得行为治疗的成功。

（2）学校、家庭和社会等环境因素对青少年攻击性行为的产生起巨大的作用，因此，要想获得有效的行为治疗的效果，必须要与来访者的家长取得诚挚的沟通及联系，得到他们的大力支持和配合，促使他们共同为来访者营造良好的家校氛围及良好的成长环境。

（3）治疗关系直接影响行为治疗的效果，因此，心理咨询师必须要与来访者建立真诚、尊重、接纳、信任的人际关系，这样才能使来访者主动、自觉地通过行为治疗改变自身的不良心理品质与行为。同时，行为治疗是一个长期的过程，因此，在行为治疗中，心理咨询师不能急于求成，也不能止步不前，必须以"大目标、小步子"渐进的方式逐步缓解来访者的心理问题。在这个过程中，来访者会出现反复的现象，所以心理咨询师要有足够的信心和耐心，才能不断地强化和塑造来访者适应性的行为，以巩固和加强行为治疗的效果。

"世界上没有垃圾，只有放错了地方的资源。"作为心理咨询师，要知道充分利用这些资源，中肯地指出来访者的优秀品质，去赞美他正确的行为和思想，要让他知道你对他的关注和关怀是发自内心的。对来访者，不要轻言放弃，要了解其心理问题产生的原因，多角度分析，并给予真诚的指导和帮助。相信关爱可以完全矫治曾经有过错的青少年来访者，让我们用一份爱心、一份理解，帮助这些青少年来访者恢复常态，促进他们身心健康茁壮地成长。

（昂　锋）

案例2：人活着到底是为了什么？

——一则有抑郁情绪大学生的心理治疗案例

一、个案介绍

基本信息：来访者，男，20岁，大二学生，目前处于休学状态。来自农村，父亲很早就在外打工，母亲在来访者1岁时也外出打工。来访者7岁时，有了一个妹妹，父母将来访者和妹妹都寄养在亲戚家。来访者对父亲一直感觉很陌生，父亲对来访者的学习管得很严，来访者的学习成绩稍有下降，父亲便大声呵斥他。来访者害怕父亲，与母亲的关系较好，但目前认为母亲非常唠叨，还有点嫉妒妹妹，觉得父母对妹妹比对自己好。

对来访者的初始印象：来访者身高1.80米左右，身材健硕，穿着整洁，短发，由于从病房过来，第一次是穿着拖鞋来的。来访者安静地坐在沙发上，没有过多的动作，声音低沉，语速缓慢，说话内容不多但很连贯，思维清晰。与心理治疗师眼神接触时有些不自然，笑容略显羞涩，很少抬头看心理治疗师，谈话时眼神总是凝视着某个方向，似乎陷入了回忆中。当谈到童年的经历时，他的话渐渐变得多起来。

求助的主要问题：情绪低落，闷闷不乐，觉得活着没意思，什么都不想干，对什么都没有兴趣，自我评价非常低，认为周围人都不理解自己，走在路上总觉得别人在看自己，很不自在。这样的感觉已有五年多，最近一年加重。来访者上网查资料，觉得自己符合抑郁症的症状，希望自己不再那么抑郁，能够完成学业。

来访者自诉："我每天都会想很多事情，从高中开始就思考人生的价值，感觉活着没有什么意义，整天学习都不知道为什么。曾经有一段时间还想放弃学习，导致成绩下降得很厉害，父母当时很着急，很严厉地批评了我，然后我不得不又继续学下去。后来觉得没有那么糟糕，周围人也没察觉我的感觉，就这样好不容易熬过高考。高考考得还不错，也达到了父亲的要求了，但他好像还是不太满意。刚上大学觉得很美好，一切都重新开始，学校环境好，同学也很好。但是一段时间后，我觉得很累，周围的人都比我优秀，我比不上别人。我家里的经济条件不是很好，很多大学同学的家境都不错，他们很多吃的用的我都不懂。我在高中的学习成绩还可以，在老家也是少有的考到城里的大学生，本来自我感觉挺好的，但是到大学以后好像都变了。我待在宿舍里，整天都不想动，室外活动觉得很困难，跟同学相处也不太好，走在路上总觉得别人在看我，非常不自在，非常痛苦。去学校的心理咨询中心找老师求助，老师给我预约安排了心理咨询，在咨询的那段时间还不错，老师帮助我调整了状态，大一结束时感觉已经好多了，能应付大学生活，正好放暑假，咨询就停了。大二来了之后，刚开学感觉还可以，但慢慢地那种抑郁的情绪又来了，我感觉整个人都被吞噬了，比之前更加严重，几乎所有的时间都陷在抑郁情绪中。觉得自己特别没有能力，什么都不能干，我也知道我这样想是不对的，也想着去看看电影放松一下，但没什么用，还是没办法摆脱这些情绪。我知道不能再这样下去，于是经常上网查信息，发现抑郁症的每一条症状我都很符合，我可能真的得了抑郁症，最后打电话告诉了母亲我的情况。父母就赶紧来带我去医院看，医生说我是重度抑郁，需要住院治疗，我就在这边住下了，现在给我安排了心理治疗，我感觉挺好的。

"我觉得我一直都想的比别人多一些，别人在努力学习的时候我就会思考人为什么要活着，我认为这跟我的家庭环境和经历有关，理想中的自己是很完美的，但是现实中又没有那么完美。一直想努力在别人面前表现得很好，出门也会非常注意自己的穿着、言行，跟别人说话时也会仔细想想怎么说才好，怕说错话别人会批评自己，给别人留下不好的印象，而且特别担心别人对自己的评价，也不想让别人评价自己。我有时候也觉得没有必要这样，真的很累，但是又没有办法，别人也不理解我，抑郁的时候只能一个人待着，也不想给别人添麻烦。

"我也想通过自己的努力来克服这些问题，跟一个朋友讲过我的情况，但我觉得他并不理解我，他觉得我很正常。我也看过一些抑郁症方面的材料，看了之后反而更抑郁了，比如网上有一些心灵鸡汤类的文章，看了很烦，索性就不看了。我现在很容易发脾气，心情烦躁的时候就发火，有时候会大叫一声，把母亲都吓到了。我现在什么也不想做，只想躺在床上玩玩手机、玩玩游戏，父母叫我出去走走，说是出去走走会好一点，可我就是不想出去。"

成长史和重要事件：来访者是足月顺产，母乳喂养，童年发育正常，无重大疾病史，目前躯体健康状态良好，家庭成员也无重大健康问题，无精神障碍遗传史。

"我出生在农村，父亲很早就出去打工了，陪我的时间很少，我一直对父亲很陌生，他在家的时候很凶。记得我五六岁的时候吧，父母关系不太好，经常吵架，有一次吵得很激烈，声音很大，还摔了东西，我很害怕，不知道做什么好。家里经济条件不太好，后来母亲也出去打工了，我就被寄养在亲戚家。7岁的时候，父母带回来一个小孩，他们告诉我那是我妹妹，我当时很难过，本来父母给我的爱就很少了，现在又带回来一个小妹妹要跟我分享父母的爱，还叫我要照顾她让着她，父母都对她很好，我心里非常不平衡。在亲戚家寄宿的日子并不好过，看到别人一家人都开开心心的，我心里很失落，虽然亲戚对我也没什么不好，但我总觉得过得很小心，生怕别人会说我。

"由于经济原因，后来父母又出去打工了，刚开始他们是带着妹妹去的，我很嫉妒，为什么妹妹能跟父母在一起。我其实非常自卑，但又必须表现得很好才能不让别人看出来。我以为只要我学习成绩好，父母就会多关注我一点。后来终于如愿了，我考上了当时县里最好的高中，我要从农村到县城去上学了，我非常高兴，但是父母对我的态度好像并没有什么变化，我就不知道自己为什么要学习了，仿佛迷失了方向，成绩下降得厉害，父亲批评了我。高三的时候，妈妈回来陪读，我很高兴，高三那一年成绩上去了，高考考得也还可以。上大学以后，我要自己面对生活，要自己处理人际关系，但是我发现大家都比我优秀，我本来性格就敏感，变得更自卑了。我朋友不多，他们不知道我住院，我也不想告诉他们，告诉他们也没什么用，他们也不能帮助我。"

以往诊疗经历：来访者大学一年级时曾在学校心理咨询中心求助，一学期后好转结束了咨询，大二开学后自觉比以前更加痛苦，打电话向父母求助，父母带其到医院心理门诊就诊，经过评估后被诊断为"重度抑郁发作"，医生建议住院进行药物及心理治疗。通过床位医生预约心理治疗，由心理治疗师首次访谈后安排时间。

二、治疗过程和结果

（一）治疗设置

住院期间不另外收费，频率为每周2次，50分钟/次，取消或者更改时间需提前24小时通知。

（二）治疗目标

来访者的咨询目标：缓解抑郁情绪，走在路上能轻松自由，能够返校上学。

（三）治疗方法及过程

采用短程认知行为疗法，帮助来访者确认情绪、识别自动思维、查找和抑郁相关的中间信念乃至核心信念。运用苏格拉底式提问技术、角色扮演技术、行为实验等来矫正来访者的中间信念及核心信念，从而达到改变来访者的行为的目标。

来访者一共进行了15次治疗，商定出院后继续去门诊接受心理治疗，但出院前未来心理治疗中心登记，电话回访，情况比较稳定，暂不继续治疗，治疗中止。

1.初始访谈阶段

收集来访者的资料，理解个案并建立治疗同盟，识别重要的问题并商定治疗目标，帮助来访者理解什么是认知行为疗法。

2.治疗中期

进一步收集资料，寻找和讨论来访者的自动思维和中间信念，识别错误认知。探讨来访者的核心信念，探究来访者核心信念的原因，对来访者的一些错误认知进行工作。来访者退出了一些曾给他带来成就感、愉悦感或使他心情舒畅的活动，并不断增加维持或加强目前烦躁不安情况的行为（如卧床、玩手机等），常常认为自己不能改变情绪上的感受。所以，可以建议来访者适时参加一些活动，增强来访者对事情、对情绪的控制力，提高自我效能感与自尊水平。

认知模式表明，个体对情境的解释（而不是情境本身）会影响个体随后的情绪、行为和生理反应，这些解释常通过自动思维的形式表现出来。

来访者的自动思维表现在：①走在路上别人一定会笑话他；②担心自己说错了什么，别人会指责他等。通过自动思维清单的方法，帮助来访者把这些负性自动思维变成"我穿着打扮都挺正常的，别人不一定会注意那么多""我有时可能不太会说话，但别人并不一定会指责我"。

与来访者一同探讨人格特征、家庭互动模式、童年有无心理创伤等，使其对自己的抑郁有比较全面的认识。同时，帮助来访者找出歪曲观念和错误的认知模式，通过改变认知达到改变情绪和行为的目的。

3.治疗后期

认知行为疗法的目标是减轻来访者的心理障碍，并教会他们在生活中能够使用的技能，并不是代替来访者解决所有的问题。结束阶段主要是评估治疗效果，反馈总结，处理分离焦虑，预防复发。

（四）咨询效果

治疗反馈：来访者认为治疗有一定的效果，心里平静多了，不再像以前那么容易发脾气，人际交往增加了，走在路上不自在的感受减少了，并且愿意跟人打招呼，表示出院后愿意返校学习，但是在跟人说话方面还是有点担心。心理治疗师建议来访者出院后继续一段时间的心理治疗。

治疗过程总体顺利，来访者心理领悟能力强，对自己的思考和探索比较深入，采用认知行为疗法取得了一定的效果。通过心理支持、心理教育、识别自动思维、行为指导等方法，来访者的抑郁症状得以改善，对自己的认识更清楚了，敢于对身边的人表达自己的情绪，基本达到预期目标。

三、讨论和反思

（一）来访者的主要问题

根据对来访者的症状、病程和对社会功能的影响程度的评估，来访者符合抑郁障碍的诊断标准。心理治疗师不做疾病的诊断，仅仅对来访者进行描述性的评估。来访者已经在心理专家门诊就诊，被诊断为"重度抑郁发作"。

抑郁障碍以显著而持久的心境低落为主要临床特征，临床表现可从闷闷不乐到悲痛欲绝，多数病例有反复发作的倾向，每次发作大多数人可以自行缓解，部分人有残留症状或转为慢性。抑郁症是常见的抑郁障碍，表现为单次发作或反复发作，病程迁延。约四分之三的患者有终生复发的风险，发作间歇期有不同程度的残留症状。

抑郁症根据症状的数量、类型以及严重程度可分为轻度、中度和重度抑郁。不同程度之间的区分有赖于复杂的临床判断，包括日常工作和社交活动的表现。轻度和中度抑郁通常不会出现幻觉和妄想等精神病性症状，但常伴有躯体症状，工作、社交或家务活动有一定程度的困难。重度抑郁常伴有精神病性症状，精神病性症状多与抑郁心境相协调，但也可不协调，此时工作、社交或家务活动几乎不能进行。

抑郁障碍大多数为急性或亚急性起病，病程的长短与年龄、病情严重程度以及发病次数有关，一般认为发作次数越多病情越严重，并伴有精神病性症状，缓解期也相应缩短。

在本案例中，来访者的情绪低落、意志活动减退为核心症状，同时伴有兴趣缺乏、快感缺失等心理症状，以及睡眠障碍、食欲下降、精力不足等躯体症状。来访者自觉兴趣索然、痛苦难熬、忧心忡忡、郁郁寡欢，有度日如年、生不如死之感；自称"高兴不起来""活着没意思"等，愁眉苦脸，感到前途渺茫，悲观失望，常有孤独感；认为周围的人都不能理解自己，认为自己的生活毫无价值，不知道读书上学是为了什么，对任何事都没有兴趣。来访者虽然觉得活着没意思，但还没有出现自杀观念和自杀行为。

（二）导致来访者问题的主要影响因素

抑郁障碍的病因和发病机制尚不清楚，大量研究资料显示，遗传因素、脑电生理变化因素、心理和社会因素等对本病的发生有明显影响。

1.遗传因素

患有抑郁障碍的人，生物学亲属的患病风险明显增加，同病率为一般人群的10～30倍，血缘关系越近，患病概率越高。在本案例中，来访者的父母未发现有抑郁障碍既往史，但根据来访者的陈述，他的一个堂姐曾诊断为抑郁障碍并接受治疗，目前为缓解期。

2.脑电生理变化因素

脑电图研究发现：抑郁发作时多倾向于低α频率，躁狂发作时多为高α频率或出现高幅慢波。睡眠脑电图研究发现：抑郁发作者总睡眠时间减少，觉醒次数增多，快速眼动睡眠潜伏期缩短（与抑郁严重程度呈正相关）。来访者在做脑电图时未发现明显异常。

3.心理和社会因素

应激性生活事件与心境障碍，尤其与抑郁发作的关系密切。抑郁发作前，92%的患者有促发生活事件；女性抑郁发作者在发病前一年所经历的促发生活事件频度是正常人的3倍；个体经历一些可能危及生命的生活事件后6个月内，抑郁发作的危险系数增加6倍。常见的负性生活事件，如丧偶、离婚、婚姻不和谐、失业、严重躯体疾病、家庭成员患重病或突然病故，均可导致抑郁发作。另外，经济状况差、社会阶层低下者易患本病。

在本案例中，来访者来自农村，为了改善经济条件，父亲很早就外出务工，父母爱的缺失、父母的争吵以及严厉的教育方式对来访者心理造成了一定的影响，童年期的寄养经历、妹妹的突然出现也给来访者带来一定的心理创伤，似乎只有通过学习才能补偿自己，但到大学以后周围环境的改变、同学比自己优秀等因素，让来访者的抑郁情绪变得更严重。

（三）如何处理来访者的问题

抑郁障碍的治疗主要包括药物治疗、心理治疗等。

1.药物治疗

抗抑郁药能有效缓解抑郁心境及伴随的焦虑、紧张和躯体症状，有效率60%～80%。抑郁为高复发性疾病（复发率＞50%），目前倡导全病程治疗策略。药物虽非病因治疗，但可以通过减少发作和复发，尤其是对既往有发作史、家族史、慢性躯体疾病、生活负担重、精神压力大、缺乏社会支持和物质依赖的高危人群。目前，一般推荐选择性五羟色胺再摄取抑制剂（SSRIs）、5-羟色胺（5-HT）及去甲肾上腺素（NE）再摄取双重抑制剂（SNRIs），NE能和特异性5-HT能双重抗抑郁药（NaSSAs）作为一线药物选用。

2.心理治疗

在药物治疗的同时常合并心理治疗，尤其是有明显心理与社会因素作用的抑郁发作人群及轻度抑郁或恢复期人群。支持性心理治疗，就是通过倾听、解释、指导、鼓励和安慰等帮助来访者正确认识和对待自身疾病，从而让其主动配合治疗。本案例中通过认知行为疗法帮助来访者识别和改变歪曲的认知，矫正来访者适应不良的行为，增强其人际交往能力和心理适应能力，提高来访者对家庭生活的满意度，从而减轻或缓解来访者的抑郁症状，预防复发。

抑郁障碍的认知行为疗法可以分为三个阶段：

第一个阶段：对来访者的问题进行评估，建立治疗关系，积极地使用认知行为疗法的技巧，在治疗中还会经常要求来访者填一些表格，这些表格的填写有助于来访者掌握训练技巧。

第二个阶段：改善技巧，使用技巧和示范改变来评估来访者的进步，预防复发。在治疗过程中，来访者并不能把表格中的问题全部做对，心理治疗师要不断纠正来访者，使其正确地使用技巧和工具，在来访者情况好转后如果出现焦虑等负性情绪也同样要使用这些表格。

第三个阶段：来访者经常使用所需的技巧，就会获取持续的功能改善，来访者要学会成为自己的心理治疗师，有效预防复发。

针对抑郁障碍来访者的思维、情绪、行为采取干预措施，主要包括以下几个方面：

1.思维方面

（1）鉴别负性思维：当来访者描述一些负性思维时，心理治疗师要询问来访者这种思维的真实性有多大，使用开放式提问来引导来访者发现自己的负性思维。例如，不断询问来访者"这样想的证据是什么""这样想意味着什么"等，直到来访者觉得其实没什么。如果这样询问后，来访者依然没有改变，则要再换种方法，直到找到问题的突破口。

（2）进行情绪监控——思想记录：这是采用记日记的方法，让来访者做思想记录，比如让来访者依据这样的例子进行记录："因为这样……，所以我想……"让来访者采用纸笔记录的方法记录自己的情绪、思想，心理咨询师可以通过文字的逻辑性和清晰性对其情绪、思想进行分析。

（3）认知教育：认知行为疗法含有教育的成分，在治疗过程中，心理治疗师经常会给来访者一些资料让其学习。

2.行为方面

主要通过行为激活、安排来访者的行为等，如指导来访者经常做一些有氧运动、品尝美食、欣赏优美音乐、香薰疗法、按摩等，让来访者动起来。这种做法会使来访者的生活变得有计划性、结构化。当然，这需要不断练习。抑郁症来访者常伴有睡眠问题，为了保证睡眠，可以进行放松训练，注意睡眠卫生，从而拥有良好的睡眠状态。

3.情绪方面

一般不能直接改变来访者的情绪，主要通过改变来访者的思维和行为，从而达到改善来访者抑郁情绪的目的。

如果治疗干预不起作用，这时需要重新评估决策。之所以治疗干预不起作用，一方面可能是采取了错误的干预，另一方面可能是正确的干预措施在错误的时机采用。因此，要把握好时机，否则会影响治疗效果。

（四）反思

1.心理治疗师对治疗的总体评价

经过15次心理治疗，来访者的治疗目标初步达成，双方对治疗效果基本满意，处理分离焦虑后，商定出院后继续维持治疗，但来访者出院后未能坚持治疗，电话随访得知状态不错，已经准备办理返校手续。

治疗效果基本满意与以下几个因素有关：①建立了良好的治疗关系；②来访者具备强烈的求助动机；③来访者有较好的认知领悟能力；④来访者行为训练的主动性较好；⑤有一定的社会支持。

由于疗程的限制，没有足够的时间与来访者处理他的核心信念问题。

2.心理治疗师处理不足之处

来访者以"无能""我不可爱"的核心信念为主，其自动思维基本围绕核心信念出现。在治疗初期，心理治疗师感觉对这些自动思维进行工作很困难，认为"我恐怕帮不了他"，因此感到非常无力，在督导过程中发现了心理治疗师的这一自动思维。心理治疗师需要注意觉察自己的感受和自动思维，并对自己负性的自动思维进行工作，从而能够坦然面对治疗中出现的困境，并努力处理问题。

（查贵芳）

案例3：为什么别人都那么虚伪？

——一则有人际交往问题大学生的心理咨询案例

一、个案介绍

基本信息： 来访者，女，22岁，大二学生。来访者在读小学二年级的时候，父母经常吵架导致离婚，父母离婚后，来访者跟随母亲生活。来访者在读小学六年级的时候，父母复婚。

对来访者的初始印象： 来访者身高约1.62米，体态正常，戴一副眼镜，身穿浅色上衣、浅蓝色牛仔长裤，给人的感觉干净整洁。来访者说话速度较快，但表达清楚，思维清晰。

求助的主要问题： 来访者感觉与人相处非常困难，觉得大家都很虚伪，都在背后说她的坏话，她已经到了孤立无援的地步。因为马上就要考试了，不想因为这件事情影响考试，同时想改善自己的人际关系，故前来求助。

来访者自诉： "最近三周，我根本不想待在寝室，感觉自己与人相处很失败，现在都有些害怕和同学交往了。我感觉大家都很虚伪，一回到寝室，就觉得胸口闷。前天考试，我遇到了一道难题，心里很着急，忍不住又去想前段时间和寝室室友关系的问题，就是控制不住地要去想，越想越心烦。大一的时候，和寝室室友的关系还好，也许是一开始大家彼此还不太了解，所以都比较客气。大二的时候，学习比较轻松，室友她们也不怎么关心学习了，只顾玩或找男朋友什么的。最讨厌的就是那个本地的女孩子，老是和我针锋相对。上周一晚上熄灯后，我开着台灯在看书，她觉得我影响了她，她就说让我早点睡觉，明天还要上课呢，于是我就把台灯关了。第二天早上，她起来特别早，我想她肯定是在报复我，我就说让她小点声，然后她就火冒三丈地和我吵起来了。这件事过后，我觉得也没有什么，本来就是她不对。还有一件事就是，班上的同学竞争入党，寝室也有几个室友申请了，但是后来名额有限，我得到了入党的机会。一天，我回寝室的时候发现她们几个在聊天，听到她们好像在说'就会讨好老师，拍马屁什么的'，我一听就知道她们在说我。从那天以后，她们几个的关系变得更好了，我心里特别不舒服，我和室友的关系很糟糕，已经到了孤立无援的地步。"

成长史和重要事件：来访者是家中独生女，出生后身体较健康。小学期间，父母离异，来访者从此觉得低人一等，认为生活没有乐趣，并与同学很少来往，没有一个好朋友，性格也变得更加内向。来访者没有什么兴趣爱好，有什么想法都闷在心里，不向任何人说。来访者上小学六年级的时候，父母复婚，情况有好转。上高中的时候，来访者学习很刻苦，还是没什么朋友。后来，来访者意识到人际关系的重要性，发现自己的朋友太少，就尽量主动去和人交往。因高考成绩不理想，来访者复读了一年。上大学后，高中的朋友很少联系了，关系也淡了许多，而她只想认真学习，到目前为止也没有很好的朋友。平时，来访者遵守校纪班规，对自己要求非常严格，学习刻苦努力，成绩名列前茅。但性格仍然内向、胆小，不爱说话，也不爱主动与人交流，几乎不参与学校组织的社会活动，时常感到自己压力很大，觉得任何时候只要不学习就是浪费时间。

以往诊疗经历：来访者以往未接受过心理咨询，大一的时候上过心理健康教育的课程，知道心理咨询可以帮助人解决心理方面的问题，对心理咨询不排斥。

二、咨询过程和结果

（一）咨询设置

每周1次，50分钟/次，取消或者更改时间需提前24小时通知。咨询地点在高校的心理咨询中心，免费。

（二）咨询目标

具体目标：缓解来访者目前的焦虑、抑郁状态，平静来访者的情绪；帮助来访者学会一些人际交往的技巧，改善其人际关系，尤其是和寝室室友的关系。

最终目标与远期目标：完善来访者的个性，提高来访者的人际交往能力，帮助其建立良好的人际沟通模式。

心理咨询师采用合理情绪疗法，帮助来访者识别并处理不合理的信念，采用角色扮演的方式帮助来访者站在不同的角度看问题，改善其人际关系。一共进行了8次心理咨询。

（三）咨询方法及过程

1.初始访谈阶段

主要任务是收集来访者的资料，进行评估，建立咨询同盟和商定咨询目标。

根据该来访者的症状，心理咨询师将来访者的问题初步评估为一般心理问题。下一步选择《90项症状自评量表》（SCL-90）和《艾森克人格问卷》（EPQ）做进一步评估。总体来看，来访者的心理问题不严重，因此，可以排除严重心理问题和神经症性心理问题。

2.咨询阶段

主要任务是帮助来访者分析和解决问题，改变其不良的认知、情绪和行为，并用角色扮演法让其了解站在不同的角度看问题结果会不一样，并学习一些人际交往的技巧。

（1）心理咨询师运用合理情绪疗法对来访者进行心理调适。合理情绪疗法也称"理性情绪疗法"，是帮助求助者解决因不合理信念产生的情绪困扰的一种心理治疗方法。它的基本理论主要是ABC理论（前文P35已做介绍）。

本案例中的诱发事件：来访者和室友的关系很糟糕，孤立无援。

来访者的不合理信念：①晚上熄灯后，来访者用台灯看书，室友说让她早点睡觉，明天还要上课；第二天早上，室友起来得特别早，来访者认为她肯定是在报复自己。②来访者回寝室发现室友在聊天，听到她们说了一些悄悄话就断然认定她们是在评论自己。③来访者经过一次和寝室同学的人际冲突，就认为自己在所有人际关系处理方面很失败。④来访者认为是因为自己做错事或说错话，冒犯了室友，室友才会冷淡她、疏远她。接下去，她甚至认为周围其他的人也会不喜欢与她交往。

造成的结果：来访者每天神经都处于紧张状态，说话、行动都特别谨慎、小心，唯恐做错了什么；一回到寝室，就觉得胸口闷，感到特别焦虑、郁闷、苦恼。

与不合理的信念辩论：①室友要我早点睡觉，说明天还要上课。第二天早上她起来特别早，难道她一定就是在报复我吗？——室友要我早点睡觉，可能是因为学习太紧张，她要思考自己的问题，也可能是因为她累了需要早点休息，第二天早上起得早可能是因为她要上课或有急事，并不一定是在生气或报复我。每个人都有自己的生活方式，她并不一定是在针对我。②回寝室后发现室友在聊天，听到她们说了一些悄悄话就断然认定她们是在评论自己。难道一定是她们在评论我吗？——每个人都会有弱点，不可能永远不做错事，我也不例外，这是正常的。如果我真的做错了事，冒犯了她们，那么她们生我的气也是可以理解的，这并不能说明她们对我存有特别的、一贯的不满态度，我也不能要求自己永远不出错。只要不是我故意造成的，就不必过分自责，而且任何人都不可能获得周围每一个人的喜爱和赞许。③经过一次和寝室室友的人际冲突，难道我在所有人际关系处理方面都很失败吗？——在人与人交往的过程中，发生冲突是不可避免的，发生了冲突要看你怎样去看待它，对事件的看法直接影响人的情绪。"一次人际冲突——所有人际关系处理方面都很失败"犯了过度概括化的认知错误，可以改为"一次人际冲突——我在这次人际关系中有点失败"，这样关注的就是事件本身，而不是我本身。④即使我做错了，令室友们对我不满，她们就一定会因此疏远我吗？而且其他人也一定会疏远我吗？——我做错了，会令室友们对我不满，但那只是暂时的，我会吸取教训并改正。她们不会因此对我产生"深仇大恨"，不会不理睬我、故意疏远我，而其他人更没有理由疏远我。以往我太过于担心被别人拒绝了，总往最坏处设想，但就算很多人对我都冷淡，我就一定是一无是处了吗？我既然生存在这个世界上，就有自己存在的价值，而且只有我最了解自己，我应当对自己充满信心。

产生的心理效果：心理咨询师根据合理情绪疗法的理论观点，指导来访者对其不合理的信念进行辩论，使来访者认识到自己心理问题产生的原因：情绪不稳定，过于敏感；把所有情况归咎于人际关系的错误认知；以前人际关系方面的负性情绪被寝室室友孤立自己的事情激发了，并形成觉得自己在人际关系方面很失败的过分概括化的不合理信念。通过咨询，来访者自述卸下了心理包袱，心情轻松了许多。

（2）角色扮演。心理咨询师先扮演来访者的寝室室友，内容为与室友发生冲突时的情境对话，这样可以了解来访者平时和同学沟通交流的方式。然后，角色互换（让来访者扮演她室友，心理咨询师扮演来访者），这样有助于来访者站在别人的角度去体会自己的一些语言，从而认识到自己在人际沟通方面存在的问题。最后，通过改变说话的用词和语调进行再次扮演，让来访者认识到恰当的交际语言在人际交往中的重要作用。

3.巩固阶段

回顾咨询中涉及的关于来访者个性方面的主要问题，使来访者进一步认识到自己个性上的缺点，帮助来访者学会运用合理信念，巩固咨询所获得的效果，同时让其积极认识到自身的优点；帮助来访者认识到自己对人际关系特别看重和缺乏一些交际技巧是出现人际问题的关键；帮助来访者学会运用合理信念对待生活中的事情，另外还练习了怎样给别人提意见，尽量用委婉、温和的口气，而不能用愤怒的口吻。最后还建议她到图书馆借一些人际交往方面的书，多练习一些人际交往的技巧。

（四）咨询效果

经过一段时间的咨询，来访者反映其心情好多了，已经到图书馆去借了几本人际交往方面的书，觉得这些书对自己很有好处，将会在实践中慢慢去练习那些人际交往的技巧。

心理咨询师也明显感觉到来访者的情绪变得比较稳定了，后几次来咨询的时候，来访者的心情都是很愉快的。心理测验复查结果提示，SCL-90中焦虑抑郁的分值恢复到了正常值，达到了预期的效果。

据来访者身边的同学尤其是同寝室室友反映，来访者变得比以前通情达理了，大家都愿意和她交往。

三、讨论和反思

（一）来访者的主要问题

（1）根据病与非病的三原则，该来访者的知、情、意协调一致，个性稳定，有自知力，无幻觉、妄想等精神病症状，可以排除精神病。对照症状学标准，该来访者表现出焦虑、烦躁等症状。从严重程度来看，该来访者的反应不太强烈，没有影响逻辑思维等，无回避和泛化，没有对社会功能造成严重影响。从病程来看只有三周，时间较短。总体来看，来访者的心理问题不严重，因此，可以排除严重心理问题和神经症性心理问题。

（2）根据心理测验结果，选择SCL-90和EPQ做进一步评估。SCL-90各因子分分别为：躯体化1.60，强迫1.80，抑郁2.10，人际关系2.63，焦虑2.80，敌对1.63，恐怖1.13，偏执1.83，精神病性1.80，其他1.14。其中抑郁、人际关系、焦虑因子分略高于常模。EPQ得分：P67，E60，N74，L32。因此，来访者的性格偏外向、不稳定。

通过评估，来访者被诊断为"一般心理问题"，主要表现为人际交往过程中出现焦虑、抑郁与不合理信念。

（二）导致来访者问题的主要影响因素

1.生物学因素

从发展心理学的角度看，大学生处于青年中期，处于一种渴求交往、渴求理解的心理发展时期，交往能力越来越成为其心目中衡量个人能力的重要标准。他们开始尝试独立的人际交往，并有意识地发展交际能力，但未形成正确、科学的交往观念及缺乏相应的交往技巧，这导致他们出现各种各样的人际交往问题。

2.社会性因素

家庭的教养方式使得来访者形成了不合理的认知；人际关系方面，几乎没有知心朋友，和室友之间的误会；缺乏社会支持，未受到父母、老师和同学的理解和关心。

3.心理因素

性格偏外向、不稳定，个性追求完美，争强好胜。

（三）如何处理来访者的问题

合理情绪疗法认为，使人们难过和痛苦的不是事件本身，而是对事情的不正确解释和评价。事件本身无所谓好坏，但当人们赋予它自己的偏好、欲望和评价时，便有可能产生各种无谓的烦恼和困扰。其基本理论依据为ABC理论，根据这一理论，情绪不是由某一诱发事件本身引起的，而是由经历了这一事件的个体对这一事件的解释和评价引起的，通过与来访者交谈，找出其情绪困扰和行为不适的具体表现（C），以及与这些反应相对应的诱发事件（A），并对两者之间的不合理信念（B）进行分析，使来访者领悟到自己的不合理信念，进而对其修正或放弃，并代之以合理信念，从而使症状得以减轻或消除。

（四）反思

经过8次咨询，来访者的咨询目标初步达成，双方对咨询效果基本满意。

咨询的满意之处在于：①经过前几次咨询，咨访双方建立了良好的咨询关系；②来访者反应灵敏，能够很快领悟心理咨询师的观点；③来访者积极主动思考心理咨询师提出的问题。

心理咨询师处理不足之处：在咨询开始时，心理咨询师出现了反移情，好在心理咨询师及时寻求督导，识别了自己的反移情和见诸行动，及时调整，使得咨询能继续深入。

（金 鑫）

案例4：我怕别人说我好色
——一则有强迫症来访者的心理治疗案例

一、个案介绍

基本信息：来访者X，女，40岁，未婚，独居，初中历史老师，有一姐姐比来访者大5岁。无恋爱史，平时与人交往少。

对来访者的初始印象：来访者身高约1.65米，身材瘦高，长脸，短发，身着蓝色运动套装。心理咨询师请来访者入座，给来访者倒了一杯水，来访者赶紧接过纸杯，不停地说谢谢。来访者落座后，身体比较僵硬，显得局促不安。

求助的主要问题：近三年来，来访者出门的时候，眼睛总是不自觉地看别人的下身，特别是异性，害怕被人发现而被误认为是下流的女人，为此感到焦虑和恐惧，但未出现回避行为，每天可以正常上下班，偶尔周末到郊外逛2~3小时。最近，因与同事发生矛盾，症状加重，对他人怀有敌对情绪，感觉单位领导总是针对她，甚至路人对她也不友善，内心痛苦程度增加。

成长史和重要事件：来访者足月顺产，母乳喂养。父母均是小学教师，对来访者和其姐姐很严格，约束多。尤其是父亲，对她们俩在异性交往方面限制得很严，要求两个女儿在上大学前不许和男生一起走路，更不允许早恋。不允许她们化妆，上高中之前不给留长发，上学期间只能穿运动装，不能给父母丢脸等。姐姐在大学毕业后到了外地去工作，而来访者的高考志愿被父母偷偷更改，上了本地的一所师范大学，大学毕业后父母托人把她安排到了一所初中当历史老师。

来访者从小生活在教师宿舍，小伙伴都是教师子女，大多都是守规则的孩子。来访者7岁时，一次不小心睡到了男生床上，被小伙伴嘲笑。姐姐穿喇叭裤，父亲用剪刀把姐姐的裤子剪坏了。来访者小学、初中、高中上的都是重点学校，老师要求严，学校规定男女同学不可以在公共场合交往，但有一次，来访者被老师冤枉和男生交往。

来访者读高二时，上课无意间盯着一位男老师的下身看，被老师当堂指出："你不看黑板，眼睛看哪？"来访者当时很紧张、害怕，面红耳赤。以后上课，来访者就不敢看老师，注意力不集中，学习成绩下降，也不敢看其他的同学，害怕别人说她眼神色，害怕别人说她是放荡的女人，来访者之后拒绝去学校（事件前后约10个月）。父母带来访者去北京专科医院治疗，被诊断为"社交恐惧症"，服用氯硝西泮，休学在家，焦虑情绪好转。来访者复读一年，20岁时考上了本地的一所师范大学，大学期间病情稳定，但仍然不与同学交往。毕业后父母托人把她安排到了一所初中当历史老师，来访者仍然不喜欢与人交往。来访者30岁时按揭买了一套房，和父母分开住，病情稳定，再未服药。家人多次给来访者介绍对象，来访者拒绝见面，她的想法是：我不善于和异性相处，一个人的生活很自由。2015年，无任何诱因，来访者在与男性见面时总是担心自己的臀部会碰到对方，为防止与他人碰撞，走路时总是保持警觉，肌肉僵硬，自觉走路不协调，身体倾斜，来精神科门诊就诊，被诊断为"强迫症"（根据世界卫生组织《国际疾病分类》第十次修订本（ICD-10）中的诊断标准），服用度洛西汀、丙戊酸镁、阿普唑仑。来访者焦虑情绪缓解，但强迫思维依然存在，出门时如果感觉肌肉酸痛，脑中就会出现臀部会碰到他人的画面（包括女性），害怕被别人误认为是流氓行为、猥亵行为，从而回避出门，焦虑、担心的情绪加重；如果出门前感觉良好，强迫性思维的影响就小，情绪焦虑程度就轻。一次，来访者在单位与同事发生口角后，认为他人总是针对她、歧视她，甚至发展到觉得走在路上也被人歧视，内心感到愤怒、不公，强迫性思维加重，更加害怕他人对她的负面评价。3个月后，由精神科医生转介心理科进行心理治疗，同时进行药物治疗，服用药物名称略。

以往诊疗经历：既往未接受过心理咨询和心理治疗，此次由精神科门诊转介心理科进行心理治疗。

二、治疗过程和结果

（一）治疗设置

每周1次（每周一进行治疗），50分钟/次，收费200元/次。告知保密原则、来访者及心理咨询师的权利和义务、请假、迟到等相关设置。

（二）治疗目标

每小节治疗目标（议程）：与来访者共同讨论设定议题，也可以由来访者自己主动提出或心理治疗师提出。

最终目标：通过改变来访者不合理的认知、信念、行为达到情绪改善的目的，降低来访者内心的痛苦程度。

（三）治疗方法及过程

心理治疗师对此个案主要采用了认知行为疗法，对来访者一共进行了16次治疗。

治疗过程中应用的主要技术：识别自动思维、评估自动思维、挑战自动思维、心理教育、家庭作业、行为安排、行为激活等。

1.识别自动思维举例

来访者：今天走在上班的路上，有人和我擦肩而过（男性），我听到他咳嗽，我当时就不高兴，什么意思呀，也对他身边吐口痰。

心理治疗师：你当时为什么对他吐痰？你是怎么想的？（查找自动思维）

来访者：他对我咳嗽肯定是认为我身体是歪的，是针对我的，我又没碰到他。

心理治疗师：你的想法是"我身体是歪的，他故意针对我，所以我不高兴"，才会回击他，向他吐痰。

来访者：是的呀，否则他咳嗽干什么。

2.评估自动思维举例
（接上例）

心理治疗师："他是针对我"的想法，你相信的程度是多少？用我上次给你的那个评分标准来评的话？

来访者：100%，否则他早不咳晚不咳，要在那个时候咳嗽。

心理治疗师：也就是说你完全相信自己的判断。

3.挑战自动思维
（接上例）

心理治疗师：你是怎么判断出他就是针对你的？

来访者：我是凭我的感觉判断的。

心理治疗师：感觉做出的思考、判断未必就是事实，现在我们再冷静地思考下：他咳嗽有没有其他的原因？

来访者：其他的原因……我想不出来，还是觉得针对我的可能性大。

心理治疗师：那好，我们再思考下，人一般在哪些情况下会咳嗽？

来访者：对某人有意见，别人做错事时侧面地指出，感冒，气管卡东西……

心理治疗师：还有吗？

来访者：嗓子痒也咳嗽。

心理治疗师：还有吗？

来访者：想不出来啦。

心理治疗师：呼吸道的疾病也会让人咳嗽，这几天雾霾严重，我都觉得嗓子干，也会咳嗽的。

来访者：好像是的，特别像你们医生，每天说话多，得慢性咽炎的多。

心理治疗师：是呀，我们来记录下可能导致人咳嗽的所有原因，看看我们记下了几种。

来访者：七种。

心理治疗师：你的那个想法占七分之一，那你还100%相信自己的判断吗？

来访者：好像没有啦，只有30%～40%。

心理治疗师：你还那么生气吗？

来访者：好多了。

心理治疗师：让我们来看看这个过程是怎么发生的，你的情绪是如何平复的，这很重要，需要你在家不断地练习这个技术（教授认知改变的技术）。

（四）咨询效果

来访者自我评估：与他人敌对的想法减少，认为陌生人针对自己的想法消失。强迫性思维没有完全消除，但有所改善，能意识到那是自己病态的思维方式。行为实验对自己很有帮助，减轻了自己的焦虑情绪。找到了自己经常肌肉酸痛的原因：使用电脑多，特别是用鼠标的右手。认识到自己的信念跟不上时代的潮流，对社会上的不文明现象包容性增大。

心理治疗师评估：来访者由开始不敢和心理治疗师眼神对视到彼此目光可以对视交流；可以和心理治疗师一起进入治疗室，以前都是一前一后地进入治疗室；和领导、同事的冲突减少，迟到早退的现象改善；独自外出的频率增加，能保持每周在饭后或周末去公共场合溜达一小时以上，但仍然不参与聚会（除家庭聚会外）。

三、讨论和反思

（一）来访者的主要问题

在本案例中，来访者被临床医师诊断为"强迫症"。

强迫症的基本特征是反复出现强迫思维或强迫动作。强迫思维是以刻板形式反复进入患者头脑中的观念、表象或冲动，它们几乎总是令人痛苦的。患者往往试图抵制，但不成功。然而，虽然这些思维并非自愿且令人反感，但是患者认为它是属于自己的。强迫动作或仪式是一再出现的刻板行为。从根本上讲，这些行为既不能给患者以愉快，也不能帮助患者完成有意义的任务。患者常认为这些行为能防范某些客观上不大可能的事件，且他们认为事件对自己有害或者就是患者造成的危害事件。这种行为通常（但并非总是如此）被患者认为是无意义的或无效的，且反复企图加以抵抗。在漫长的病程中，患者的抵制可能十分微弱，往往存在植物性焦虑症状。不过，不伴随明显自主神经兴奋的内在紧张或心理紧张的痛苦感也很常见。强迫症状，特别是强迫思维，与抑郁有密切关系。有强迫障碍的人常存在抑郁症状，患复发性抑郁障碍的人在抑郁发作时也可有强迫思维。无论在哪种情况下，抑郁症状的加重或减轻一般会伴有强迫症状严重程度的平行变化。

强迫症的诊断要点：要做出肯定诊断，患者必须在连续两周的大多数日子里存在强迫症状或强迫动作，或两者并存，这些症状引起患者痛苦或妨碍患者活动。

强迫症状应具备以下特点：①必须被看作是患者自己的思维或冲动；②必须至少有一种思维或冲动仍在被患者徒劳地加以抵制，即使患者不再对其他症状加以抵制；③实施动作的想法本身应该是令人不愉快的（单纯为缓解紧张或焦虑不视为这种意义上的愉快）；④想法、表象或冲动必须是令人不快地一再出现。

（二）导致来访者问题的主要影响因素

1.环境影响

父母是教师，对来访者从小教育严厉，约束多，比如：不允许和异性交往，不允许早恋，要以学习为主，不允许淘气，要听父母的话，在班级里要以身作则，不要给父母丢脸等。②社会环境的影响：从小生活在教师宿舍，小伙伴都是教师子女，大多是守规则的孩子。20世纪80年代末90年代初，学校不允许男女同学交往，思想保守。

2.成长经历和事件

7岁时不小心睡到了男生床上，被小伙伴嘲笑；姐姐穿喇叭裤，父亲把姐姐的裤子用剪刀剪坏了；小学、初中、高中上的都是重点学校，老师要求严，学校规定男女同学不可以在公共场合交往；被老师冤枉和男生交往；上课看男老师身体下部；被一同事指出眼神色；和同事争吵等。

3.来访者的错误认知

中间信念：①我一定要做正派的女人（针对自己）；②看男性臀部就是流氓行为（针对自己和他人）；③他人都认为我精神不正常（针对他人）；④别人看不起我（针对他人）；⑤这个社会就应该是公平的（针对社会）；⑥触碰到异性就是流氓行为，我应该时刻保持警惕状态，避免碰到异性的身体，特别是臀部；⑦做人一定要正派，脑中不可以有"邪念"，一旦有"邪念"肯定会被人发现的；⑧工作中付出就应该有回报，否则就是不公平的。

补偿策略：①回避与他人接触；②拒绝与异性交往；③回避直接对抗（大部分），被动地表达愤怒：消极怠工、不理睬别人。

（三）如何处理来访者的问题

有多种心理治疗方法对强迫症有效。对强迫症的干预，临床上多采取药物治疗、心理治疗或者药物治疗与心理治疗相结合的方法。在本案例中，心理治疗师对该来访者采用了认知行为疗法。

先帮助来访者认识"认知三角"，理解情绪、行为、思维之间的关系。认知三角：人的情绪受思维和行为的影响，行为又会反过来影响我们的思维和情绪，它们三者是相互影响的。我们可以改变我们的思维和行为，不可以直接改变我们的情绪，但思维和行为的改变又可以改变或降低我们情绪的痛苦程度。帮助来访者认识到强迫症思维的特点：强迫想法是侵入的、自动的，是对现实生活过度的担忧，与实际情况不符合。强迫行为：强迫行为是为降低内心痛苦程度或防止一些害怕的事件发生，也有其功能，不用去抵制。

采用认知疗法，帮助来访者处理与强迫思维和强迫行为相关的自动思维、中间信念乃至核心信念。采用行为治疗，矫正来访者的强迫行为。

（四）反思

1.心理治疗师处理的好的方面

（1）建立了良好的治疗联盟。

在与来访者建立治疗联盟的初期阶段，尽可能地以倾听、共情、灌注治疗希望为主，而不是将治疗技术的施展看得比建立治疗关系重要。听的同时，脑中对来访者进行认知概念化，在认知行为理论的框架中去思考来访者的问题：她的思维特点是什么，有哪些功能失效的信念，会使用什么补偿策略，不去过早地否定来访者的感受（在来访者的想法没有改变前）。

（2）觉察想法，控制情绪。

心理治疗师要随时觉察自己的想法，控制好自己的情绪，比如：在和来访者对某一思维和信念工作时，心理治疗师的脑中会出现有关评价来访者的自动思维"她真偏执，她是老古董"，要及时调整自己的这些想法。

（3）设立治疗目标时做到了细致而具体。

比如："今天我们就以'这个'认知三角展开我们的会谈好吗"，而不是"如何更好地与人交流""如何与人相处"（来访者有时会提出类似的目标）。

（4）行为安排具体。

行为安排遵循从小到大的原则，对于来访者行为上小小的改变及时给予肯定和鼓励，对于来访者没有做到的行为查找具体原因，少批评。

（5）情绪分值评估较详细。

评分标准是来访者自己的感受，而不是心理治疗师或其他人的标准，比如：对来访者来说，0分焦虑：自己独自待在家中；25分焦虑：出门前联想到自己的臀部会碰到别人；50分焦虑：远远地看见一位女性向自己走来；75分焦虑：与对方擦肩的瞬间；100分焦虑：臀部碰到对方。

2.心理治疗师处理的不足的方面

（1）在对个案问题的理解上，心理治疗师更多的是去思考父母的教育方式对来访者的影响，忽视了社会环境对个体的影响，直到了解到有关来访者和老师、同学之间的关系，以及她的生活背景后，心理咨询师才意识到被自己忽视的社会环境因素。所以在对来访者的信念进行工作时，心理咨询师也用到了社会环境这个因素，如：随着社会的发展，人们思想更加开放，让来访者观察身边的变化和男女交往方式的变化等。

（2）来访者有的自动思维是以核心信念的形式出现的，而心理治疗师并没有识别出，感到束手无策，有时也感到很挫败，在脑海中出现对来访者负面的评价"她偏执，她是个奇葩"。

（3）在布置家庭作业时，心理治疗师发现来访者完成的情况不佳，并没有过多地去了解来访者为什么没有完成作业，而是一再强调家庭作业的重要性。将记录思维、记录情绪的家庭作业改为行为安排后，来访者更加容易接受，甚至还为家中购置电视、踏步运动器具。心理治疗师受自己的固定思维模式的影响，认为家庭作业应先从查找思维、命名情绪开始，再到行为安排。现在，心理治疗师体会到，查找思维和行为安排不一定要分先后，可以同时进行，重要的是哪个更适合来访者。

（4）心理治疗师在与来访者的16次治疗中，也有意地去了解来访者有关性方面的信息，如：是否会在家观看色情视频？青春期是否会手淫？如何解决自己的性需要？但有关类似的问题，来访者均回避、否定。在总结案例时，心理治疗师也在反思这个问题：对于一个都不敢看异性的女性来说，也许这些问题对她来说太过"猛烈"。

（蒋　巧）

案例5：对你付出了那么多，你却从未感动过
——一则有抑郁情绪来访者的心理咨询案例

一、个案介绍

基本信息：王某，女，19岁，大二学生。来访者的妈妈为事业单位的职工，爸爸原在国企工作，下岗后外出打工。爸妈关系一般，来访者和妈妈的感情比较好，和爸爸的关系比较疏远。

对来访者的初始印象：来访者按照约定时间准时到达，穿着打扮合宜，看上去乖巧、有礼貌，初次到访时略显紧张不安，说过"老师好"后，在心理咨询师的示意下方才入座。

求助的主要问题：人际关系不良，尤其是寝室人际关系。觉得室友经常故意针对她，感到难过、难堪，经常偷偷哭泣，学习也受到了影响。希望学会相处之道，和同学的关系变好。来访者主动到学校心理咨询室预约咨询。

来访者自诉："我感到心情很不好，越来越不愿与同学交往，尤其是室友。现在我一回到宿舍，心情就会变得很差，不知如何和她们相处。我感觉她们都不喜欢我，即使我按照她们说的去做也不行。我现在都不知道怎么做才是对的，我已经尽力了，可是发生矛盾的时候她们就都不理我，没有人安慰我。（哭泣）我觉得自己有问题，又不知道问题在哪儿，所以也不知道该怎么改。老师你一定要帮帮我。

"刚上大学不久，因为我学习成绩比较好，老师让我当班长，而且我还参加了两个社团。虽然忙碌，但觉得挺充实。因为平时社团活动比较多，所以和寝室室友在一起的时间比较少。有时候室友会说：某某你好忙哦，都没时间陪我们啊！我听了以后会觉得抱歉，然后买些零食请大家吃。可是，慢慢地，我觉得和大家越来越疏远了，即使我周末没事，她们约着去逛街也不喊我一起。我问她们为什么，她们说怕我忙、没时间，所以干脆就不喊我了。我买零食给她们吃，她们也特别客气，有时候会拒绝。我觉

得这样不好，所以后来就不参加社团活动了，想和室友好好相处。刚开始有效果，和室友的关系还不错。后来有好几次，因为聊天聊得不愉快，气氛很尴尬。尴尬过后，她们就像没事一样又开始说话，可是我不知道该怎么做才能表现得自然，就一直不说话。我不找她们说话，她们也不找我说话，我觉得她们不在乎我的感受，排挤我，我心里很难过，憋着气。这样憋久了，有时候一说话就带着情绪，说完之后又很后悔。可是我也很委屈，平时，室友想逛街，我就陪她去；室友想吃火锅，我也会陪她去吃。尽管我不一定想去，但是只要她们喊我一起，我一定会去。可是当发生矛盾的时候，我提到这些事，她们就说，如果你不想去，可以不去啊，为什么要勉强呢？我对她们那么好，她们就不能对我好一点吗？她们这么说，感觉是我做错了，我陪她们还错了吗？（哭泣）"

成长史和重要事件：来访者足月顺产，母乳喂养，童年发育正常，目前躯体健康状况良好，家庭成员也无重大健康问题。

"我小的时候，家庭条件不错，妈妈在事业单位上班，爸爸在国企上班。但他们上班很忙，所以我大部分时间都待在爷爷奶奶家，爷爷奶奶和我家在同一个城市。听家里的长辈说，我小的时候因为乖巧、懂事、听话很讨人喜欢。他们夸奖我，说我小时候不像其他孩子一样天天玩沙、玩水，把自己弄得脏兮兮的。其实我那时也会玩沙、玩水，但是长辈们认为不卫生就不让我玩了，我哭闹了两次以后再也不玩了。

"上幼儿园以后，家里就教我学习各种知识。妈妈对我的学习要求比较高，如果考试考得不好，她会很生气甚至不理我。我一直努力学习，因为我很怕妈妈不理我。我上小学的时候，爸爸下岗了，家里的经济条件变差了，家里的氛围也变得不好了。爸爸从国企单位下岗后，刚开始打算自己创业，但很快就创业失败了。他在家唉声叹气了一段时间，就出去打工了。妈妈对此事很生气，因为一开始她就让爸爸去找工作而不是创业，但是爸爸不听，结果没挣到钱反而赔进去很多。爸爸的工作不稳定，收入时多时少。我爸怎么就不听人劝呢？明明没那个本事创业，还非要做，把家里的钱都赔进去了。（生气）我们家这种情况，妈妈说我更要好好学习，以后千万不能像我爸一样没出息。

"上大学之前，我一直住在家里，没有明显的人际关系问题，但会有这种情况，就是刚换新环境时我会很快和新同学成为好朋友，但相处时间一长就感觉有隔阂了。人际关系的好坏会影响我的心情，心情的好坏又特别影响我看书，然后影响学习成绩。心情好的时候，我看书也专心，学习成绩也好；心情不好的时候，我看不下去书，学习成绩也受影响，就像现在一样。可是以前人际关系出现问题时，老师和妈妈就会告诉我不要管那么多，以学习为重，我也觉得很有道理，所以不会有很大困扰。可是现在，什么都要我自己处理，我发现我既没有学习上的优势，又不如别人会处理人际关系，我觉得自己好没用啊。"

以往诊疗经历：来访者咨询前曾去本地某二甲医院心理专科就诊，被诊断为"抑郁症"，并给予药物治疗。来访者服药一月余，自觉无效，自行停药。

二、咨询过程和结果

（一）咨询设置

每周1次，50分钟/次，取消或者更改时间需提前24小时通知。学校咨询室免费提供咨询。

（二）咨询目标

咨询目标：缓解来访者的抑郁情绪；帮助来访者获得交往技能，改善人际关系。

运用心理动力学的理论和方法使来访者感受到包容与接纳，并帮助来访者理解其心理问题的成因；采用认知行为疗法帮助来访者处理与抑郁相关的自动思维、中间信念和核心信念，并在咨询外的时间验证信念的对错，布置作业帮助来访者练习调整错误认知。

来访者的咨询全程共28次，寒假期间以网络咨询替代面对面咨询。

（三）咨询方法及过程

1.初始访谈阶段

收集来访者的资料，进行评估，建立咨询关系，商定咨询目标。

2.咨询中期

进一步收集资料。心理咨询师通过对具体事件的分析让来访者发现自己的自动思维，并教来访者学习绘画认知三角，发现自己的思维、情绪和行为之间的关系，运用不同的方法验证自动思维正确与否，使来访者了解错误认知对自己的影响并加以纠正。同时，与来访者探讨成长经历、家庭环境、人格特征等因素，分析其情绪问题产生的原因。探讨其讨好的人际相处模式，理清来访者的中间信念和核心信念。

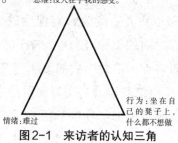

图2-1 来访者的认知三角

下面以一个具体事件为例说明如何使用认知行为疗法对来访者的自动思维进行工作。

具体情境："周六下午，室友结伴出去逛街没喊我，我的心情很糟。"心理咨询师和来访者共同绘制认知三角（见图2-1），发现来访者对此事件的情绪和行为反应，并找出其自动思维。

通过找证据来验证来访者思维的对错。来访者找到的支持自己想法的证据包括：①她们逛街不喊我；②一起出去玩的时候，室友和我拍照很少；③她们在一起分享出游经历，不和我分享。来访者找到的反证据包括：①室友旅游回来给我带了礼物；②室友曾主动给我带饭；③室友并不是每次出去玩都不喊我。通过验证，来访者发现了自己错误的自动思维，"难过"的情绪减轻。

进行反复工作、强化，使来访者改变负性自动思维，并发展出利于情绪好转的建设性思维。

3.咨询后期

评估咨询效果，处理分离焦虑，预防复发；讨论是否继续咨询；反馈总结。

（四）咨询效果

咨询反馈：来访者认为咨询达到了预期效果，自己的情绪调节能力提高了，人际关系也变好了。室友也觉得她不再像以前那么容易生气和伤感了，觉得她变得独立和自信了一些，更好相处了。

咨询过程总体顺利，前期主要通过共情、接纳等咨询技术建立了良好的咨询关系。咨询的主要阶段使用客体关系理论持续接纳和包容，使来访者的安全感需要得到满足，并树立良好的榜样。来访者比较适合认知行为疗法，主要体现在其心理领悟能力较强，但家庭作业这一环节完成度不够。

三、讨论和反思

（一）来访者的主要问题

来访者初诊时情绪低落、兴趣减退、悲观、自责，根据其症状、病程和对社会功能的影响程度进行评估，发现来访者符合抑郁症的诊断标准。在之前的就诊经历中，来访者被二甲医院心理专科诊断为"抑郁症"。但心理咨询师不做疾病的诊断，仅对来访者进行描述性的评估。

（二）导致来访者问题的主要影响因素

对于抑郁症的病因和发病机制，学者已经提出很多假说，但迄今为止仍不明确，因此常概括地说是生物、心理、社会（文化）因素相互作用的结果。

1.遗传因素

大样本人群遗传流行病学调查显示，与患者血缘关系愈近，患病概率越高。一级亲属患病的概率远高于其他亲属，这与遗传疾病的一般规律相符。而在本案例中，无明显的导致疾病的遗传因素。

2.生化因素

儿茶酚胺假说，主要指抑郁症的发生可能与大脑突触间隙神经递质5-羟色胺和去甲肾上腺素的浓度下降有关；由于很多抗抑郁剂，如选择性5-羟色胺再摄取抑制剂、选择性5-羟色胺和去甲肾上腺素再摄取抑制剂（SNRI）等使用后，虽然大脑突触间隙神经递质的浓度很快升高，但一般还是需要2周左右的时间才会起到抗抑郁的效果，因此又有了5-羟色胺和去甲肾上腺素受体敏感性增高（超敏）的假说。在本案例中，来访者服用过一段时间的药物，但没有明显的改善，因此考虑其受心理与社会因素的影响较大。

3.心理与社会因素

各种重大生活事件的突然发生，或长期持续存在强烈的不愉快的情感体验，会导致抑郁症的产生。在本案例中，我们发现，来访者自小被家长管束较多，从不能和其他孩子一样玩沙、玩水可见一斑。妈妈对其生活照顾周到，学习要求严格，对其他方面却很忽视，她没有在成长过程中学会有效的人际交往技巧，也不知道如何正确宣泄负面情绪。每当她的成绩不符合家长和老师的期待时，妈妈会以拒绝的方式对待她，而她只能以努力和讨好的方式才能解决问题，这是她讨好的行为模式的成因。家庭条件的变化和家庭环境也给她带来了负面影响，尤其是妈妈对待爸爸的态度造成家庭成员之间不对等的关系，使爸爸角色缺失。

（三）心理咨询师对来访者问题的处理

根据抑郁程度的轻重和发病时间的长短，抑郁症可以有不同的治疗方法，包括药物治疗、心理治疗或药物治疗和心理治疗相结合的方法。本案例中采用的是心理治疗，多种不同的心理治疗方法都可以用于抑郁症的治疗。在咨询中，心理咨询师成为一个包容、接纳、不需要来访者刻意讨好的客体，重视来访者的感受，使来访者感受到安全、放松，来访者可以无所顾忌地倾诉，有利于建立良好的咨询关系。

认知行为疗法主要针对抑郁症、焦虑症等心理疾病和不合理认知导致的心理问题，因此非常适合在本案例中使用。认知行为疗法的着眼点在来访者不合理的认知上，通过改变来访者对自己、对他人或对事件的看法与态度来改善心理问题。

（四）反思

通过28次的咨询，来访者达成咨询目标，双方对咨询效果较满意，并顺利处理分离焦虑。咨询取得预期效果的主要原因：①来访者具备强烈的咨询动机；②建立了良好的咨询关系；③来访者有较好的认知领悟能力；④来访者的抑郁程度可以通过咨询解决。

在咨询过程中，布置家庭作业的效果不佳，来访者数次忘记记录情绪变化或表示完不成作业，因此，纠正认知错误的练习大多在访谈过程中进行，使咨询进度变慢。在此过程中，心理咨询师感到挫败、不愉快，甚至有时感到愤怒。通过对自己反移情的分析，心理咨询师认为，来访者潜意识地通过这种方式求证自己是否真的会被无条件接纳、认同。对反移情的分析是心理咨询师有效调整自己的情绪并使咨询顺利进行的可靠保证。同时，抑郁症来访者的行为主动性较弱，也是完成家庭作业困难的原因。

（金明琦）

案例6：我是一个失败者

——一则有抑郁情绪大学生的心理咨询案例

一、个案介绍

基本信息：女，20岁，大二学生。主要家庭成员：来访者、爸爸妈妈、姐姐，来访者和姐姐的关系非常不好，姐姐从小就爱欺负来访者，讽刺挖苦她，有时还打她，爸爸妈妈总说姐姐身体不好，叫来访者多让着些姐姐。

对来访者的初始印象：某个春日的午后，伴随着一阵轻柔的叩击声，某心理咨询室的门被缓缓推开，梳着黑色马尾辫的来访者探出苍白憔悴的脸，轻声询问："老师好！请问我能进来吗？"在得到肯定的答复后，才慢慢走进心理咨询室。她身穿白色针织衫和淡蓝色牛仔裤。交谈中，她显得有些拘谨，长时间保持着一个坐姿不变，说话的音量很小，有时甚至听不清她说的话。

求助的主要问题：心情低落，一个人的时候常常哭泣；每天晚上躺在床上辗转反侧，难以入睡，头脑中充斥着很多消极的想法；总是很疲惫，没有精神，无法集中精力；感觉生活毫无乐趣，不想和别人有深入的交往。想改变沉闷压抑的生活状态，重新找到快乐的感觉，所以前来求助。

来访者自诉："我是一个失败者，没有考上重点大学，让爸爸妈妈很失望，原本打算到大学里好好学习，努力考上研究生，可一坐在教室里，我就觉得烦躁不安，无法集中精力学习，看了一晚上书就停留在那一页，充满了挫败感。经常明明知道自己应该去看书，但就是找各种各样的理由不去，例如洗澡的衣服还没洗啦，今天是星期六可以休息一天啦。晚上临睡前又开始自责，觉得自己在浪费时间，一点自制力都没有，在床上翻来覆去，难以入睡。最要命的是，每次老师布置作业的时候，例如写论文，我就会很害怕，觉得太麻烦了，应付不了，就一直拖着不做，随着上交作业的期限越来越近，压力也越来越大，整个人变得很焦虑，只能靠不停地上网看电视剧或打游戏来麻痹自己，往往到最后一天晚上才熬夜完成作业。

"高二以前，我的学习成绩一直很好，经常在班级里排前几名，但后来喜欢上一个男生，他对我也有好感，我们就懵懵懂懂地开始恋爱了，每天头脑中想的都是和他在一起的点点滴滴，学习成绩下滑地厉害。班主任找到家长，我爸知道后特别生气地踹了我一脚，说我不好好学习，就回乡下老家放牛去。我姐也说我，小小年纪就不学好。其实，我们没有做任何出格的事，我觉得特别委屈。回学校后就找到那个男生说分手，从此以后再也没理过他。开始他还来找我，我不理他，他慢慢地也死了心，还变得特别消沉，最后转学去了其他学校。班上的同学议论纷纷，说是我辜负了他、害了他，我听到后也觉得十分羞愧和自责。从那以后，我每次推门进教室，大家都会齐刷刷地看向我，我坐在位子上的时候总能感到背后有人在指指点点，学习的时候很多乱七八糟的想法就会自己跑出来，我根本无法集中精力学习，成绩自然很难回到以前的水平。从那时候开始，我一个人待着的时候，经常就会控制不住地哭出来，悲伤、难过的情绪瞬间淹没了我，没有人理解我，所有人包括我自己都认为这种糟糕的局面是我一手造成的，痛苦就是对我最好的惩罚。

"上大学使我有机会接触新的环境，但没能让我拥有新的状态，低落的情绪始终萦绕着我，无论走到哪里，头顶都有挥之不去的乌云。现实的大学生活和我理想中的相去甚远，我理想中的大学生活应该是新鲜有趣、积极向上的，除了每天认真刻苦地学习外，闲暇时刻可以去图书馆看看书拓宽自己的知识面，可以培养一门健康的兴趣爱好，比如我一直很想学的吉他，也可以坚持体育锻炼，强身健体，还可以和几个好友一起谈天说地，畅想未来。然而现实中的我，每天除了上课就是'宅'在寝室里睡觉、玩手机，生活地毫无意义，我像掉到泥沼中的人一样，什么都做不了。脑海中出现其他人看不起我的想法，和同学们待在一起就很不自在，只好尽量避开他们。每天都觉得很疲倦，发展到后来连打扫卫生、洗澡都变成很困难的事，我觉得自己这样很不正常，而且无可救药了。

"家里人带我去看精神科，医生和我交谈了一段时间，说我患上了抑郁症，需要服用一些药物，我遵照医嘱吃了一段时间药，情绪明显有所好转，胸口的大石头仿佛挪开了，心里不再一直闷闷的，后来我听说这类精神药物都是有一定副作用的，就把药停了。稳定的状态持续了一段时间，直到一件意外发生——我的iPad丢了，而且就是同寝室的一个平常关系不错的室友拿的。发现iPad丢了的第一时间，我很慌乱、心急，而她一直在旁安慰我说：没关系，一定能找回来的。我心中很感激她，结果查看监控的时候发现就是她拿的，我实在无法接受这个事实，觉得她简直把我当个'傻子'在骗。后来辅导员找到我，让我原谅她，并说会让她把东西还回来，前提是我不要再追究下去，因为毕竟同在一个寝室，并劝我不要把同学关系搞得太僵。果不其然，第二天她就把东西还给了我，并笑嘻嘻地当着全寝室室友的面说：'有一次隔壁那谁过来借用iPad，你恰好不在寝室，我就顺手拿给了她，谁知她忘记还，我也完全把这件事抛到脑后了，就连你说iPad丢了我都没想起来，真没想到你后来把这么一件小事闹得那么大，搞得大家都觉得好像是我偷了你的东西一样，好尴尬啊。'同寝室的其他室友也纷纷附和：'哪里的话，我们都知道你不是那样的人，事情搞清楚了就好，以后谁也不会再提了。'这场面惊得我哑口无言，一时间呆在了那里，后来发生了什么我都不太记得了，只觉得好生气，气她怎么可以信口开河，气别的室友怎么不站出来说句公道话，最可恨的还是自己，明明我才是受害者，结果却忍气吞声，连一句反驳的话都没有，实在是太没用了，活该这么窝囊。最近这段时间，我经常想到这件事，越想越气，甚至会情绪崩溃而大哭，另外那种动弹不了的感觉又回来了，实在太痛苦了，就到心理咨询中心来请求老师的帮助，想尽快从这种令人窒息的状态中摆脱出来。"

成长史和重要事件：在来访者的回忆中，她生长在一个冷漠、不和谐的家庭中，家中有2个孩子，她的姐姐和她相差4岁。她的爸爸是一名工人，爸爸薪水的90%都要用来应付日常的生活开销。在来访者印象中，爸爸是个沉默、消极的人，长时间待在工厂，有时一连几天见不到人影，回来也很少说话，偶尔对话的主题也只围绕着来访者的学习情况，他对来访者高二以前优异的成绩并未有过表扬，而后来访者成绩下滑时他表现得十分失望，并预言来访者今后不会有多大的出息。

来访者的妈妈是个有控制欲和挑剔的人，爸爸很多次从工厂回家，最后都会在和妈妈激烈的争吵之后摔门而去，接下来就是妈妈歇斯底里地哭诉，她会对孩子们反复强调，她们的爸爸作为一个丈夫、一个男人是多么不称职。在面对来访者时，她缺乏耐心，任何一件没有在短时间内按她的要求完成的事情，都会成为她暴怒情绪的导火索，例如来访者梳完头以后没有立即捡起地上的头发，妈妈会劈头盖脸地把来访者责骂一顿。来访者不被允许提出自己的意见和想法，因为妈妈会说"那肯定是错的""这怎么可能有用"。

来访者的姐姐则不必生活地这样小心翼翼，这源于她小时候生了一场很严重的病，落下了轻微的残疾，因此爸爸妈妈对她都格外的宽容和体贴，想尽一切办法保证她生活得更加舒适。然而，特殊的经历使得姐姐的性情有些古怪，加上她一直认为来访者的出生是用来取代她的，所以从小到大都热衷于欺负来访者，动辄辱骂，甚至殴打来访者。在来访者的印象中，有一次姐姐好不容易对她笑脸相迎，并热情地带她出去玩，结果走出很长一段路之后，姐姐忽然告诉她要去买冰棒吃，让她在原地等，结果一去就再也没有回来，她年纪太小不记得回家的路，吓得号啕大哭，幸好遇见了碰巧经过的邻居，邻居把她送回了家。长大一些后，她开始向爸爸妈妈告状，而爸爸妈妈得知这些事以后，总是告诉来访者要多体谅姐姐，因为她的身体不好，没事也不要去招惹她。尽管有这些负面的幼时经历，但来访者叙述她现在与姐姐很亲近。来访者认为，因为爸爸妈妈养育她们真的很不容易，随着他们年纪渐老，照顾姐姐的责任终有一天会落到她的肩上。

以往诊疗经历：来访者一年前曾去某市一家精神专科医院就诊，被诊断为"抑郁症"，医生开了药物，并建议接受专业的心理咨询。来访者一开始遵循医嘱吃药，但当她感觉情况有好转时，就自行停药。没过多久她又感到情绪非常糟糕，便致电学校心理咨询中心进行预约，按约定日期前来咨询。

二、咨询过程和结果

（一）咨询设置

每周1次，50分钟/次，取消或者更改时间需提前24小时通知。学校咨询中心咨询免费。

（二）咨询目标

与来访者共同商定的咨询目标：缓解抑郁情绪；矫正不合理的想法，改变"不被爱"和"无价值"的观念；提升行动力，使生活更有意义和成就感。

（三）咨询方法及过程

心理咨询师采用认知疗法，帮助来访者认识到不良的思维方式如何导致了她的情绪问题，寻找更为真实、有益的替代想法来改善情绪。心理咨询师采用行为治疗，用健康的活动来重新平衡来访者的生活，让来访者重拾乐趣。来访者目前一共进行了15次咨询，暑假期间咨询暂时中止，商定开学后继续咨询。

1.初始访谈阶段

收集来访者的资料，进行评估，建立咨询关系，商定咨询目标。帮助来访者理解什么是认知行为疗法。

2.咨询中期

向来访者解释自行停药可能带来的风险，鼓励来访者继续药物治疗，目的在于改善她的抑郁症状，如嗜睡或疲乏等生物症状以及精神上经常出现的冻结感——面对日常生活需求无法做出决定或行动，防止症状恶化。并推荐了一位心理科医生，针对来访者害怕药物副作用的特殊情况，制定了有效范围内较少种类和较低剂量的药物治疗方案，和心理咨询相互配合。

咨询过程中进一步收集资料，并向来访者讲解自动思维清单（见表2-1）的完成方法，给来访者布置家庭作业，在其感到"情绪不对劲"时，进行自动思维的记录，咨询时再和来访者一起探讨她的自动思维和中间信念，帮助其识别不合理认知，探讨合理的替代想法。

表2-1 自动思维清单示例

情境	感受	自动思维	证据	不合理认知	合理的替代想法
在寝室里，室友A（曾拿走我iPad的那位室友）正和其他人聊天	难过	她们从来没有关心我曾遭受的损失和伤害，她们都不喜欢我	相信的证据：①其他室友看到我，简单地打个招呼，又继续和A愉快地聊天。②A十分热情地向我问好，而没有其他任何表示。③我回到自己的座位，开始生闷气。不相信的证据：①我的抑郁可能夸大了不好的感受。②有几位室友结束聊天后，询问我要不要一起去吃饭	心理猜测、以偏概全、认为别人应该或必须达到自己的要求、非黑即白、给别人和自己贴上消极的标签，消极地预测未来、灾难化	①她们可能真的对当时正在谈论的话题十分感兴趣，单凭一件事情不能说明其他室友都不喜欢我。②可以试着与A交流自己的真实感受，告诉她我很难过，争取让她用更为公平合理的方式对待我。③每个人都有权力选择自己想要遵循的价值观和生活法则，不能强求别人按我的想法来。④这个问题很难处理，换作其他人也会焦虑和无措，这不能说明我是个一无是处的人
	愤怒	A应该为她伤害我的行为向我道歉，而不是每天故意装得若无其事。她真是个糟糕的人			
	沮丧	面对这样不公正的待遇，我却没有任何办法，我是个失败者。以后我在寝室的处境会非常艰难			

在收集了大量的自动思维之后，来访者意识到自己十分容易陷入消极的思维方式中，它们往往没有受到任何挑战和质疑，就会自动跳入她的脑海里，使她做出消极的判断。那么，这些自动思维从何而来呢？简单来说，它们来自来访者的经历，因为来访者从小到大所经历的每件事情都在暗示着她在世界上的位置在哪里，其他人怎样看待她，她所处的是怎样的一个世界。通过一系列的练习，来访者找到了自己的核心信念："我是一个没有能力、没有价值、不讨人喜欢的人"，这和来访者的人格特征、家庭互动模式、童年的心理创伤等关系密切。

来访者与家人，以及妈妈和姐姐之间的相处模式，导致来访者有了一种"我不可爱，我没有价值"的自我图示，该图示在压力下就会激活，使她通过自我批评和自我贬低的方式来理解自身的经历，从而干扰了其解决问题的能力。同时她会因为无力解决困难而责备自己，从而不相信自己有权利直接表达需求，不配拥有合理的需求，取而代之的是间接流露出的愤怒和怨恨，因此破坏了人际关系并加重了心理负担。

经过重新评估，来访者发现这些都是不合理的夸张，不是实事求是的结果，她的担心害怕并非就是客观现实，之前她一直在受那些模糊的核心信念左右，而从来没有去怀疑这些判断是不是事实，使得她饱受抑郁的困扰。之后她开始挑战不合理的核心信念，决心不再让它们干扰自己的生活，慢慢地她对自己的评估越来越现实和全面。

对来访者实施一些行为治疗的方法，如：晚上10点前睡觉，早晨7点之前起床；开始适度地锻炼，有规律地健康饮食；了解自己每天的情绪和药物治疗状况；制订行程计划，并把完成这些计划所得到的快感和成就感从0到10的等级依次划分；每天至少和三个同伴说话或交流，可以打电话或写邮件。这个行为处方的目的是让无精打采、不快乐的来访者重新恢复活力，增强来访者对自己的生活、治疗、日常安排的控制能力。心理咨询师希望来访者能从这些事情的圆满完成中增强自主权，促进她对自身、对社交生活、对未来目标拥有积极的态度，这是咨询的重要方面。

3.咨询后期

结束阶段重要是评估咨询效果，讨论是否继续咨询，处理分离焦虑，反馈总结。

（四）咨询效果

咨询反馈：来访者认为，经过咨询，她的精神状态有了很大的改善，入睡不再困难，注意力可以集中于重要的任务和活动上，遇到困难时想法没那么极端了，偶尔情绪低落，也会向心理咨询师咨询如何进行调整。还想有机会加入团体心理咨询小组，结交一些新朋友。约定暑假后继续来咨询。

咨询过程总体顺利，来访者心理领悟能力强，比较适合认知行为疗法。通过心理支持、心理教育、行为指导等方法，来访者的抑郁症状得以改善，能正确地评价和控制自己的不良情绪反应。与最初的《抑郁自评量表》（SDS）处于中度抑郁范围内的高分相比，来访者最后一次的SDS分数处于轻度或轻微抑郁的范围。

三、讨论和反思

（一）来访者的主要问题

来访者曾在精神专科医院就诊，被诊断为"抑郁症"。根据对来访者的症状、病程和对社会功能的影响程度的评估，来访者符合抑郁症的诊断标准。心理咨询师不做疾病的诊断，仅对来访者进行描述性的评估。

抑郁症又称抑郁障碍，以显著而持久的心境低落为主要临床特征，是心境障碍的主要类型。临床可见心境低落与其处境不相称，情绪的消沉可以从闷闷不乐到自卑、悲痛欲绝，甚至悲观厌世而有自杀企图或行为；发生木僵；部分病例有明显的焦虑和运动性激越；严重者可出现幻觉、妄想等精神病性症状。每次发作持续至少2周以上，长者或持续数年，多数病例有反复发作的倾向，每次发作大多数可以缓解，部分可有残留症状或转为慢性。

在本案例中，来访者的核心症状为持久的心境低落、思维迟缓、意志活动减退和认知功能损害，如来访者诉说自己心情沉重，高兴不起来，痛苦难熬，不能自拔；生活被动、懒散，不想做事，不愿和周围人交往，严重时还曾出现动弹不了的状态；注意力无法集中，难以应对复杂的学习任务，还出现了睡眠障碍、疲乏、头痛等一些躯体症状。值得庆幸的是，来访者没有自杀意图，也从来没有故意伤害过自己。

（二）导致来访者问题的主要影响因素

迄今为止，抑郁症的病因并不清楚，但可以肯定的是，抑郁症的发病过程与生物学、心理和社会诸多影响因素密切相关。生物学因素主要涉及遗传、神经生化、神经内分泌、神经再生等方面。与抑郁症关系密切的心理学易患素质是病前性格特征，如抑郁气质。成年期遭遇应激性的生活事件，是具有临床意义的抑郁发作的重要触发条件。然而，以上这些因素并不是单独起作用的，目前强调遗传与环境或应激因素之间的交互作用，以及这种交互作用的出现时点在抑郁症发生过程中产生的重要影响。

1.生物因素

在本案例中，来访者的奶奶是一名抑郁症患者，并且经常在家里谈论她的病，怨恨子女对其健康问题的忽视，目前没有资料显示来访者的父母是否为抑郁症患者，但来访者感觉她的父亲总是郁郁寡欢，而她的母亲则十分古怪，"她常常一边高声地咒骂我，一边不停地哭泣"。因此，对来访者来说，家族中具有抑郁倾向的个性可能是其重要的发病原因和影响因素之一。

2.心理因素

在本案例中，艾森克人格问卷结果显示，来访者的人格类型属于内向、情绪不稳定的抑郁质，这种类型的人往往多愁善感，具有高度的情绪易感性，容易孤僻和忧闷，情绪深刻不外露。父母关系长期不和，姐姐对来访者的虐待以及父母区别化的对待方式对来访者而言都是重大的创伤经历，来访者从小就生长在一个感情被压抑且提出异议会被惩罚的环境中，从而养成了不惜一切代价来避免冲突以求得安全感的性格。因此，她成了一个过度自制的个体，体谅父母的不易，宽容姐姐的虐待，努力当一个"懂事、听话的乖女儿"，对家庭生活只感到模糊的不幸福感及阵发性焦虑。在和同伴们交往时，她总是很在意别人是否喜欢她或者是否愿意和她在一起玩，当她觉得自己被排斥、冷落时，就会感到很难过和受伤，但她不会直接表达自己的愤怒或者不满，即使和最亲近的朋友也从未吐露过自己的苦恼。

3.社会因素

来访者从小就懂得将注意力更多地集中到学习上，通过优异的成绩得到老师和同学们的认可，来逃避家庭的矛盾，但是当她的学习成绩不断下滑，学校已不再是避难所，而成为一个新的烦恼来源地时，她陷入了无力应对的困境中，高考的失利更是为她的自我无价值感增添了重要的证据。

一段不成熟的恋情，以及不理智的分手方式，给来访者带来了强烈的自我厌恶感，羞愧和自责从此深深扎根于来访者心中。而大学生活适应不良也成为一个重要的应激事件。

由于来访者没有建立起与生活中重要他人之间的亲密联系，同时缺乏处理人际问题的有效机制，难以获得有益的社会支持，反而因人际困扰加重了心理负担，抑郁症状进一步加剧。

（三）如何处理来访者的问题

抑郁症的干预，临床上多采取药物治疗、心理治疗或者药物治疗和心理治疗相结合的方法。

1.药物治疗

（1）三环类抗抑郁药（TCA）常用的有丙米嗪、阿米替林、多虑平等。临床研究发现，这类药物对于抑郁发作的疗效能达到60%～75%，但其抗抑郁疗效均需3～4周才能达到高峰，安全性较差、副作用较大。

（2）20世纪90年代以来，选择性5-HT再摄取抑制剂类药物逐渐成为抗抑郁的主力军。这类药物主要有氟西汀、帕罗西汀、舍曲林、氟伏沙明和西酞普兰等。这类药物的抗抑郁作用与三环类抗抑郁药物相当，起效时间需要2～3周，但由于其药理作用的高选择性，安全性较传统药物有显著提高，且副作用小，用法简便，对患者日常生活影响较小。

（3）心境稳定剂：研究发现，碳酸锂不仅能治疗躁狂发作，还对双相心境障碍的抑郁有良好的作用，在单相抑郁发作的维持治疗中，锂盐治疗也能有效地预防抑郁的复发。

抗抑郁药物的进展十分迅速，目前广泛应用于临床的新药还有5-HT与NE再摄取抑制剂文拉法辛、神经肽类抗抑郁剂RP67580等。

2.心理治疗

对有明显心理与社会因素作用的抑郁发作患者，在药物治疗的同时常需合并心理治疗。常用的心理治疗方法包括人际关系治疗、认知行为疗法、婚姻和家庭治疗、精神动力学治疗、团体治疗等，其中认知行为疗法对抑郁发作的疗效已经得到公认。研究显示，采用认知行为疗法配合药物治疗，会起到预防复发且疗效持久的目的。在一项对抑郁症的认知治疗中，许多患者在治疗后，症状有所减轻，并可持续18个月之久。不合理认知的改善、新的信念产生促进了抑郁症患者症状的缓解和行为的改变。

3.其他治疗

电痉挛治疗（Electric convulsive，ECT）又称电休克治疗，是通过技术手段，人为地让小量的短暂电流通过大脑，诱发患者产生全身抽搐发作的治疗方法。ECT对严重的内源性抑郁疗效较好，对有严重自杀企图、拒食拒饮处于木僵状态的患者应作为首选疗法。

（四）反思

1.心理咨询师对咨询的总体评价

经过15次的咨询，来访者的咨询目标初步达成，双方对咨询效果基本满意，商定暑假后继续咨询。

咨询效果基本满意与以下几个因素有关：①来访者有强烈的改善自身状况的愿望；②由于心理咨询师能较好地给予共情，和来访者之间建立了良好的咨询关系；③来访者有较好的认知领悟能力；④来访者行为训练的主动性较好。受咨询疗程的限制，没有足够的时间动摇和对抗来访者不合理的核心信念。

2.咨询的不足之处

尽管已经有协议规定了咨询时长，但最初几次咨询快要结束时，心理咨询师却难以打断来访者的叙述，不得不延长咨询时间，破坏了咨询设置。就此问题向督导请教后，在后面的咨询中，和来访者专门就这一问题展开讨论，澄清了来访者和心理咨询师的自动思维。来访者的自动思维是："心理咨询师如果愿意为我延长时间，表示她很接纳和喜欢我。"心理咨询师的自动思维是："如果我坚决地打断她，来访者一定会很受伤。"心理咨询师觉察到自己的感受和自动思维之后，开始对两个自动思维的不合理之处：绝对化、非黑即白、糟糕至极进行工作，寻找到了合理的替代想法，使得后期的咨询都能按设置准时结束。

（范佳丽）

案例7：一见女人我就害怕

——一则有社交焦虑障碍来访者的心理治疗案例

一、个案介绍

基本信息： H，男，48岁，初中毕业，农民工。

对来访者的初始印象： 身高约1.68米，胖瘦适宜，穿着干净整洁，给人的感觉很朴实。与心理治疗师说话时低着头，双手不停对搓，显得局促不安，眼神少与心理治疗师有接触，笑容很羞涩。见到心理治疗师时，主动从位置上站起来，与心理治疗师打招呼时满脸通红。

求助的主要问题： 因焦虑、紧张，不敢与人正常交流（特别与异性或领导），感觉很痛苦，严重影响社会功能，不能正常上班，所以前来住院治疗。希望通过治疗后能与人正常交流，早日回到社会。

成长史和重要事件： 来访者家住农村，一家三口人。夫妻长期在外地打工，儿子在附近当学徒，平时儿子由父母帮忙照看。原生家庭有五口人，来访者在家排行老三，是家中唯一的儿子，上面有两个姐姐。来访者平时话不多，得病后更不愿意和人交往了，喜欢一个人待着，住院时也不与人交流。其母亲是个强势、人际关系糟糕的女人，家里基本上都是母亲说了算；父亲在家话少，性格懦弱。来访者从小就比较胆小，做事细致认真，总害怕惹母亲不高兴而发火。老婆是母亲介绍的，家人感觉她挺好，我们就结婚了。老婆和母亲一样强势，但比母亲能干，里外一把手，且人缘好，周围人都夸她。但来访者感觉老婆太强势，和她在一起有压力。来访者婚后在家听老婆的，家里的大多数事情都由老婆说了算，和儿子说话不多。

以往诊疗经历： 来访者患病多年，最近病情加重。听说心理治疗可以治他的病，就带着一线希望来到精神卫生中心的精神科就诊，想让自己尽快好起来。来访者曾在外省医院住院治疗2次，被诊断为"社交焦虑障碍"，给予药物治疗，但来访者认为药物治疗效果不太好。现症状加重，和家人交流也存在严重障碍，而来住院，住院时间约一周。在医生的建议下预约心理治疗，由该院心理科的心理治疗师接待。

二、治疗过程和结果

（一）治疗设置

每周1次，50分钟/次，收费200元/次，取消或者更改时间需提前24小时通知。

（二）治疗目标

首次目标：在会谈前，应当回顾在首次诊断中对来访者的评估，并在会谈过程中牢记初始概念化和治疗计划，以便在有需要时改变治疗方针。

每小节治疗目标（议程）：与来访者共同设定议程，也可以由来访者自己主动提出或心理治疗师提出。

最终目标：改变来访者不合理的认知、信念和行为，从而改善来访者的情绪，增强其适应环境的能力。

（三）治疗方法及过程

心理治疗师根据来访者的问题的性质，与来访者商定采用认知行为疗法。认知行为疗法不仅是教授来访者治疗技术，而且对治疗联盟也非常注重，建立良好的治疗联盟贯彻整个治疗过程。先在认知概念化的基础上以倾听、共情、真诚、无条件积极关注等技能帮助来访者理解其问题发生的原因以及治疗方案。采用认知行为疗法，帮助来访者了解其社交焦虑时的想法、情绪与行为之间的相互关系，同时在行为上进行暴露，矫正来访者不合理的认知和行为，即对来访者的自动思维、中间信念乃至核心信念进行工作。

1.治疗方案

（1）针对自动思维。查找自动思维，对自动思维进行工作，采用暴露疗法，根据现实情况进行分层暴露。

（2）针对中间信念。查找中间信念，通过事实来进行检验，调整不合理的信念。

（3）针对核心信念。通过了解来访者的成长史、来访者与父母及重要他人的关系，查找其核心信念。认知的重建：事实检验，改变歪曲认知，构建新的合理信念。分层暴露：使来访者习惯焦虑情境，改善其症状。

2.治疗过程

（1）第一部分：收集资料，查找自动思维并进行工作（第1～4次治疗）

初步对个案进行认知概念化。了解来访者求助的原因？诊断是什么？他当下的问题是什么？这些问题是如何发生并如何维持存在的？解释这些社交焦虑问题的产生与他的想法、情绪和行为之间的关系，以及如何通过认知行为疗法缓解他的这些症状。

识别与应对自动思维举例：

心理治疗师：回到刚才所列的议程上来，你今天最想和我谈谈关于你和你老婆之间的事？

来访者：是的，想跟你谈谈我老婆要来看我，最后被我拒绝的事。

心理治疗师：哦，能不能具体说说？

来访者：前天早上我老婆打电话来，说要来看望我，被我拒绝了。

心理治疗师：你老婆要来看你本应是件很高兴的事，那是什么原因让你拒绝呢？

来访者：她会让我丢面子的。

心理治疗师：当你想到她可能让你丢面子时，你是什么样感觉？

来访者：我会很紧张、害怕，还有愤怒。

心理治疗师：那如果从0～10打分的话是几分？

来访者：大概5分吧。

心理治疗师：所以你就拒绝她来看你？

来访者：是的，其实谁不想家人来看望呀？但她嗓门大，有时候很不给我面子，所以我情愿她不来。

心理治疗师：哦，如果她让你丢面子是事实的话，你又会想到什么？

来访者：我会想到她是个不合格的妻子。

心理治疗师：如果用0～100%表示的话，你相信她是个不合格的妻子的程度有多大？

来访者：大概70%吧？

心理治疗师：嗯，好的，那我们先将这个百分比写下来。接下来我们找找支持你的妻子不合格的证据有哪些？

来访者：①她曾在医院叫骂过，让我丢面子；②她平时对我说话很大声；③她让我起早贪黑地干活；④她不顾及我的感受。

心理治疗师：嗯，那有没有相反的证据证明她是个合格的妻子呢？

来访者：①她自己也起早贪黑，比我更能吃苦；②她一直就是大嗓门；③她平时对我挺好；④她很能干，但就是粗心；⑤她人缘好，村里人都夸她。

心理治疗师：看起来你老婆也有很多优点。

来访者：嗯，她有时也还好。

心理治疗师：好，我们再来看看这些证据与反证据，现在你相信妻子不合格的可能性有多大？

来访者：40%吧。

心理治疗师：你现在的想法是？

来访者：她是个合格的妻子，不是我想象的那样。

心理治疗师：当你这么想的时候，你的情绪怎么样？焦虑是多少分？

来访者：我没那么愤怒了，焦虑3分。我觉得我老婆也没那么坏。

心理治疗师：那你会做些什么呢？

来访者：也许我会和她沟通下，她如果真想来看我的话，要好好地跟我说话。

（2）第二部分：查找中间信念（第5～8次治疗）

了解什么样的早期经历导致了他现在的问题？他的根本信念（包括态度、期望和规则）和思维是什么？他是怎样应付他的这些功能障碍性信念的，他用了什么积极的或消极的认知情感和行为机制来应付他的功能障碍性信念。他怎样看待自己、他人、他的个人世界和他的未来？什么样的压力导致了他的问题或妨碍了他解决这些问题的能力？

查找中间信念举例：

来访者：我每次在重要场合都要服安定，否则就感觉要犯病，焦虑。

心理治疗师：那你来做治疗前是不是也服药了？

来访者：是的，我每次来见心理治疗师都要服药。

心理治疗师：那是什么样的想法让你想要服药呢？

来访者：我担心自己说不清楚。

心理治疗师：似乎你不相信自己，你会觉得如果不服药就说不清楚？

来访者：是的，我感觉如果不服药我就会犯病。一紧张就说不出来话，谁会愿意和一个连话都说不清楚的人在一起呢！所以每次只要出席重要场合，我都服药。

心理治疗师：是不是这样会让你感觉好受些？不焦虑了？

来访者：是的，服药后我就觉得不焦虑了。

心理治疗师：嗯，能感觉这药给你带来了很多好处。我好奇的是，如果你不服药来见我会担心发生什么吗？

来访者：如果我不服药来见你，我怕自己说不清楚。

心理治疗师：如果你说不清楚，那又会怎么样呢？

来访者：你会觉得我很糟糕。

心理治疗师：如果我认为你很糟糕的话，那又会怎样呢？

来访者：那你会不喜欢我。

对中间信念进行工作举例：

中间信念"与人观点不一致，别人就会不喜欢我。"

在上一次治疗中，来访者因和心理治疗师的观点不一致，和心理治疗师吵了一架。

想法："心理治疗师会不高兴"，相信此想法的程度：60%，情绪：焦虑4分，行为：不想做心理治疗了。

证据：①曾和心理治疗师意见不一致，还吵架；②上次问心理治疗师多大年龄，心理治疗师也没回应。

反证据：①心理治疗师对我一如既往的温柔；②心理治疗师愿意为我治疗；③心理治疗师对我态度和蔼，看起来没有不高兴。

其他可能性：①心理治疗师不认为这是吵架，意见不一致很正常；②心理治疗师不告知个人情况，这是心理治疗师的职业道德规定，而不是不愿意和我沟通。

想法："心理治疗师因抬杠不高兴"，相信此想法的程度：10%，情绪：焦虑1分，行为：想继续做心理治疗。

新的想法："与人意见不一致很正常，如果有不开心的话要说出来，想法不一定是事实。我还是讨人喜欢的。"

新的行为：敢于和心理治疗师说出内心感受，变得开心。

（3）第三部分：处理核心信念（第9～12次治疗）

核心信念是来访者自己最核心的观念。当来访者与其重要他人之间相互影响以及遭遇一系列情境时，这些信念在童年时期就逐渐产生了，对于大多数时间来说，来访者可能保持着相对正面的核心信念。负面的核心信念仅仅在心理痛苦的时候才会表现出来。

对核心信念进行工作举例：

核心信念："我无能。"

周日老婆打电话跟我说："年底了，店里事多，你回来给我帮忙吧。"

想法："我的焦虑会发作的"，相信此想法的程度：50%，情绪：焦虑5分，行为：晚上睡不着觉。

证据：①一起做事的全是女的，我一见女人就紧张；②我以前只要上班就复发；③我晚上睡不好，会头晕。

反证据：①上一次给老婆帮忙做事没发作；②这事对我没难度；③这么长时间我都没发作了。

其他的可能性：即使发作了，也没什么大不了，别人也不一定知道。

现实检验：我做下来了，没有发作。

心理教育：想法不一定就是事实。

结论：虽然我曾得过焦虑症，但不一定做事就会复发。我还是个能力不错的男人。

（四）治疗效果

来访者一共进行了13次治疗，住院期间进行了5次，出院后又进行了8次。后因为来访者年底事多，能正常与人交往，治疗暂停。年后复诊一次，反馈说找到了工作，认为治疗达到了预期效果，希望结束治疗，治疗就此结束。

三、讨论和反思

（一）来访者的主要问题

根据对来访者的症状、病程和对社会功能的影响程度的评估，来访者符合社交焦虑障碍的诊断标准。心理治疗师不做疾病的诊断，仅仅对来访者进行描述性的评估。来访者咨询前曾去外省一家三甲医院专科门诊就诊，被诊断为"社交焦虑障碍"，又称为社交恐惧症。

社交恐惧症是恐惧症的一种亚型，恐惧症原称为恐怖性神经症，是神经症的一种。以过分和不合理地惧怕外界某种客观事物或情境为主要表现，当事人明知这种恐惧反应是过分的或不合理的，但仍反复出现，难以控制。恐惧发作时常常伴有明显的焦虑和自主神经症状，当事人极力回避导致恐惧的客观事物或情境，或是带着畏惧去忍受，因而影响其正常活动。常见的恐惧症亚型包括广场恐惧症、社交恐惧症和特殊恐惧症三种。

社交恐惧症的核心症状是显著而持续地害怕在公众面前可能出现羞辱和尴尬的社交行为，并在相应的社交场合持续紧张或恐惧，在被人有意或无意的注视下，来访者就更加紧张不安，不敢抬头，不敢与人对视。尽管当事人意识到这种恐惧和紧张是不合理的，但仍然无法避免对相关的社交场合的恐惧，在极端情形下可导致自我社会隔离，对必须参加的社交会有期待性焦虑，并承受着强力的焦虑和痛苦来进行必需的社交活动。在尽可能完成必需的社交行为后，就匆忙离去。常见的恐惧对象是异性、严厉的上司或熟人等。可伴有自我评价低和害怕批评等想法及脸红、手抖、恶心或尿急等症状，症状可发展到惊恐发作的程度。上述临床表现可见于特定场合，也可泛化到涉及家庭以外的几乎所有情景，这些回避行为会严重影响来访者的个人生活、职业功能和社会关系。

本案例中的来访者因受教育程度较低，对负面评价非常敏感，以致不能正常与人交流和工作。在被人（特别人异性或领导）有意或无意地注视下，来访者就更加紧张不安，手抖、出汗、不敢与人对视。这种情况严重影响他正常工作能力的发挥，也加重了他的负面自我评价。尽管来访者意识到这种恐惧和紧张是不合理的，但仍然无法应付相关的社交场合，不能正常工作和与人相处。

（二）导致来访者问题的主要影响因素

社交恐惧症的确切病因和发病机制尚未完全明了，与其他恐惧症类似，目前认为社交恐惧症与以下因素有关：

1.遗传因素

恐惧症具有家族遗传倾向，尤其影响女性亲属。按神经生物学分析，有研究发现，患有社交恐惧症的来访者外周血中BZD受体密度降低，纹状体多巴胺受体密度降低等。神经生化研究发现，患有社交恐惧症的来访者出现恐惧症状时血浆去甲肾上腺素水平升高，甲状腺素释放激素升压试验阳性，可乐定激发实验引起的生长激素反应迟钝。

2.心理与社会因素

研究发现，患有社交恐惧症的来访者病前性格偏胆小、害羞、内向、依赖性强。在社交焦虑的发生发展中可能的影响因素有童年期的过度保护、忽视和虐待、行为被过分控制或批评、父母关系不和、没有学会亲密关系、在学校表现不佳等。在这样的环境中长大的孩子常常对社交有歪曲认知，长期地习惯于对模糊事件给予负性解释，对负性事件给予灾难性解释，常常对自我进行持续的负性反思。

就本案例来说，未发现来访者有明显的遗传因素，但其个性内向、胆小，有社交焦虑的性格基础。其成长经历也是重要的发病因素，来访者一生下来就被父母送到爷爷奶奶家，内心感觉是因为自己不够好才被送走。被父母接回来后，母亲脾气暴躁，常和父亲吵架，加上父母从没当面夸过他，又因母亲和邻居的关系都处僵了，小朋友们都不和他玩。这让来访者更感觉自己的家庭不好，可能自己也不好，很怕周围邻居及小朋友们会不喜欢自己。所以，来访者就通过自觉、听话、努力做好每一件事，来让母亲及周围人喜欢自己，也希望通过自己的努力劝母亲不发火，可事实让来访者感觉很失望。来访者在青春期谈恋爱没得到家人的认可，导致两个相爱的人分手了，这加重了来访者的无能感。后来，在母亲的介绍下与现任妻子结婚，妻子的强势与能力强进一步加重了来访者的无能感。在和妻子外出打工的过程中，来访者与别的异性调情被妻子发现了，妻子闹得不可开交。从此以后，来访者只要在有人的地方待着就紧张，在工作中被人议论或批评时，出现心慌、心跳加快等症状，害怕与人交流，担心自己的不好会被人发现，害怕被笑话，之后泛化到和家人在一起也紧张。

（三）如何处理来访者的问题

社交焦虑障碍的干预，临床上多采取药物治疗、心理治疗或者药物治疗和心理治疗相结合的方法。

1.药物治疗

一般来说，减轻紧张、焦虑或惊恐发作，可选用苯二氮卓类药物或抗抑郁剂，如选择性5-羟色胺再摄取抑制剂、三环类抗抑郁剂等。选择性5-羟色胺再摄取抑制剂抗抑郁药为治疗社交焦虑障碍的一线药物，帕罗西汀得到中华人民共和国国家食品药品监督管理总局的批准。单胺氧化酶抑制剂吗氯贝胺对治疗社交焦虑障碍有效。苯二氮卓类药物有明确的控制焦虑恐惧的作用，如氯硝西泮对治疗社交焦虑障碍有效，但长期服用可能导致依赖。β受体阻滞剂对在公共场合表演讲话的恐惧有效，必须在一小时前服用，如普萘洛尔或美托洛尔。

注意：药物治疗需要在医生的指导下进行，心理治疗师不做药物治疗的建议和指导。

2.心理治疗

（1）行为治疗。

包括系统脱敏疗法、暴露疗法等，是治疗特定恐惧症的有效方法。

（2）认知行为疗法。

认知行为疗法是治疗恐惧症的首选方法。行为治疗短期效果好，但长期疗效不甚满意。认知行为疗法在调整来访者行为的同时，强调对来访者不合理认知的调整，效果更好。尤其对患有社交焦虑障碍的来访者，其歪曲的信念和信息处理过程使得症状持续存在，纠正这些歪曲的认知模式是治疗中非常关键的内容。患有社交焦虑障碍的来访者，由于对现实的一些负性想法，从而产生强烈的恐惧情绪，继而他们为避免产生恐惧情绪出现回避行为，因此影响他们正常的人际交往，使其社会适应能力下降，不能正常工作。

认知行为疗法就是从想法上改变来访者一些不合理的认知，帮助来访者识别负性认知，重建新的认知模式，并在行为上进行暴露，从而更好地调节来访者的社会功能。通过心理治疗促进来访者了解、识别导致产生焦虑情绪的不合理的、歪曲的认知，如他们在现实生活中遇到事情时，其脑中通常会不假思索地产生一些诸如绝对化的"应该""必须（我/他/她/他们必须……）"之类的自动想法，正是这些思维、认知引发了他们的焦虑情绪。

如本案例中来访者不合理的想法有：①被人议论，说明我这人不够好；②与人意见不一致会破坏彼此的关系；③病情缓解就不应该焦虑等。

通过一次次与来访者工作，查找这些想法的合理性有多少，同时用现实检验这些想法，不断调整其歪曲的认知，帮助来访者构建新的合理信念，并在一次次练习中强化其新的认知模式。同时，请来访者将在心理治疗中学会的认知模式运用到各种会让其产生焦虑的事件和情境中，试着应用新的认知模式解决实际生活中的问题，观察、记录引发焦虑的情境、事件和伴随的认知方式、躯体反应及情绪变化，并且通过不断的认知行为训练阻断不合理的认知模式，将它换成合理的、有利于解决问题的认知模式。最终促进来访者更好地适应社会，提高社会交往能力。

（3）社交技能训练。

患有社交焦虑障碍的来访者常有社交技能缺陷或低估自己的社交技能，因此可以通过一定时间的训练来改善来访者的症状。包括：心理治疗师的示范作用、社交性强化、暴露的作业练习、自我肯定训练等。

（四）反思

通过13次心理治疗，来访者能正常和家人及周围人交流，也能独自陪父母看病，并找到了工作，在工作中获得了领导和大家的认可，慢慢觉得有信心了，来访者的治疗目标初步达成。双方对治疗效果比较满意，治疗结束。

治疗效果基本满意与以下几个因素有关：①建立了良好的治疗联盟；②来访者具备强烈的治疗动机；③来访者有较好的认知领悟能力；④来访者行为训练的主动性较好；⑤有一定的社会支持。

在治疗中，心理治疗师做得好的方面：由于来访者是农村人，文化程度比较低，且因治疗条件受限，心理治疗师与其工作时要灵活，不能用僵化的语言，而是用简明易懂的话语和他一起工作，并就当下能做到的行为给予安排。当来访者有小的进步时及时给予肯定，同时对来访者不合理的想法进行一次次现实检验，促使其认识到自己的歪曲信念并进行改变。对于来访者不能理解的部分进行解释，接纳其一切好的与不好的地方，让来访者真正感觉到心理治疗师是关心、支持与接纳他的，增强来访者的自信。同时，对与来访者不一致的观点或来访者不恰当的行为用其能接受的语言指出，过后仍然一如既往地对待他。促进来访者理解：有不同观点可以指出，内心不舒服也可以表达，但表达并不代表不接纳与不喜欢，以此改变其不合理的信念。13周后，来访者的症状缓解，能正常上班了，从而结束治疗。

不足之处：由于来访者文化程度较低，加上来自农村，时间又受限，治疗进展较快，不能按正常节奏工作。当来访者的症状缓解后（又因过春节了），他找到了工作，就结束了治疗，但对来访者的中间信念与核心信念的工作未进行巩固。

（王 芳）

第三部分 支持性心理治疗

支持性心理治疗概述

支持性心理治疗是一种有广泛适用性的治疗方法，支持性心理治疗也称为"一般性心理治疗""支持疗法"。它既与各种特殊的心理治疗理论和方法相区别，又是各种专门的心理治疗理论和方法的基础。如果治疗者提供的支持构成心理治疗的主要内容，便可称之为支持性心理治疗。

支持性心理治疗适用的对象极其广泛，几乎所有的生理和心理疾病患者都可以运用，也适用于生活中遭遇挫折、打击、丧失或陷入困境中的人，特别是当事人遭遇亲人亡故、罹患不治之症等能有效帮助其度过或克服心理危机。

支持性心理治疗常用的技术包括倾听、指导、劝解、鼓励、安慰、疏导、保证和具体行为的指导。

一些学者认为，支持性心理治疗是心理动力学治疗中的一种，与表达性心理治疗相对应。支持性心理治疗与表达性心理治疗之间的重要区别：支持性心理治疗一般只就目前的现实问题，一般不涉及来访者的深层次问题，而表达性心理治疗会深入到来访者的潜意识中；在支持性心理治疗中一般不讨论移情，只是视移情为一种关系，表达性心理治疗试图帮助来访者理解为何会出现移情；在支持性心理治疗中注意保护来访者的防御，表达性心理治疗通过识别与检查防御来发现来访者的潜在内心冲突；支持性心理治疗的目标不是改变来访者的人格，而是帮助来访者学会应对症状的发作，以防止更为严重的心理疾病的出现，对于相对健康的人来说，支持性心理治疗是帮助来访者处理一些暂时的困难。

　　临床上很少有来访者接受纯粹的支持性心理治疗，而对大多数来访者而言，可能在治疗的不同阶段使用不同的治疗方法。

（杭荣华）

案例1：手淫的危害真的有那么大吗？
——一则有抑郁情绪高中生的心理治疗案例

一、个案介绍

基本信息： 来访者，男，17岁，家中独子，高三学生，班长。来访者的母亲出生在农村，是家中的老二，有一个姐姐，两个弟弟，外公外婆重男轻女，母亲上到初中毕业未再上学。父亲是家里最小的儿子，有两个哥哥和一个姐姐。父亲一家因为穷，被村里人瞧不起。父亲到了29岁才结婚，父亲和母亲是经人介绍相亲认识的，结婚的时候，想要找人借点钱，别人都不借。

对来访者的初始印象： 来访者按照约定时间来到心理治疗室，身高约1.85米，头发有点自然卷，方脸，面容疲惫，戴着眼镜，穿着黑色羽绒服、牛仔裤、运动鞋。来访者进入心理治疗室后坐在沙发的前半部分，保持身体的挺直，手有点不知道该往哪儿放，不时看向心理治疗师。来访者给心理治疗师的整体感觉：来访者语言流畅，语速较快，自我表达清晰，逻辑较连贯，焦虑抑郁情绪明显。

求助的主要问题： 因心情不好、学习效率下降、自责，来医院精神科门诊就诊，被诊断为"抑郁症"，建议其服用药物治疗。来访者服用西酞普兰片半年多后，情绪好转。来访者进入高三后，由于学习压力大，近三月以来经常烦躁不安，心情不好，注意力无法集中，学习效率下降，感觉精力也不如以前好。为此，来访者经常生自己的气，有时向父母发脾气。坚持要学习，学习成绩无法提高，又深感自责，经常不开心，有时有自暴自弃的想法，干脆就玩手机，其他什么事都不干。来访者对自己的状态很着急，来医院复诊。门诊医生建议其在服用药物的同时结合心理治疗。来访者采纳了医生的建议，由父母陪同来我院心理科预约心理治疗。

来访者自诉："我在人际交往中很敏感，觉得同学们不尊重我，跟班上同学的关系紧张，有时会忍不住向他们发脾气，以前会对他们更容忍一些。我有点儿自卑，觉得自己的学习成绩下降了，同学们会嘲笑我。一方面，我觉得应该抓紧时间好好学习提高成绩，另一方面，我又觉得无论怎么努力也不会有效果，不如干脆放弃。经常陷入这种纠结的状态中，这个时候就会选择去发呆或是玩一会手机。但是母亲发现这种情况后就会批评我，说我不好好学习。我心情会变得更不好，更不想去学习了。我希望可以通过心理治疗调节好我的心态。

"初三我以全县第三名的成绩考进当地一所重点高中的实验班，高一的时候，我的学习成绩尚能保持在班级前10名，我一直对此不是特别满意。高二第一学期第三次考试考得非常不好，全年级第120名，班级第26名。我非常受挫，心情非常不好。因为自己的情绪状态，对于班上的事情也不愿意花时间去管，对同学也缺乏耐心，有时会因为很小的事情向同学发脾气。发完脾气后又很后悔，觉得自己不应该得罪同学，又去找人家道歉。当时我同桌的学习成绩很好，我希望同桌可以帮助我，时常会讨好同桌，夸他帅之类的。后来，我觉得同桌越来越不尊重我，我对此感觉非常愤怒。再到后来，我感觉自己在班上也失去了威信，维持班级纪律时，也没人听我的，总有同学跟我对着干。我非常气愤，也很自责，觉得是因为自己没把学习搞好，同学们才这样的。

"在家里，因为心情不好，经常没有办法集中精力去写作业。有一次晚上写作业，我希望把作业写完，但是父母觉得时间太晚了，当时已经凌晨一点了，要求我去睡觉，不要写作业了。为此我很生气，与父母发生了激烈的争吵，最终写作业写到凌晨3点钟，完成作业后才去睡觉。

"在这段时间，我手淫频繁，几乎每天都有，手淫之后我会非常自责，觉得这样的行为不好。在班上的时候，总担心同学会看出来我不对劲，然后他们会更瞧不起我。同时又担心手淫会影响自己的精力还有以后自己的性功能，内心充满矛盾，但是又克制不住自己。

"高二寒假时，我原本打算利用假期好好学习，将之前落下的课程补上。但是假期期间，我仍然无法集中注意力学习。对此，我很自责，眼看着时间一天天过去，我越来越着急，越着急越没有办法集中精力做题。烦躁的情况下就会去玩手机，看一些黄色视频，看完之后又开始自责。现在我都高三了，再有几个月就要高考了，该怎么办？"

成长史和重要事件： 来访者为家中独子，顺产，母乳喂养，2岁之前和父母、爷爷奶奶生活在农村老家。来访者大概2岁时，父母外出打工，他跟着外公外婆一起生活。过年或者放长假时，父母会回来看望他。他记得，外婆对自己很好，但是因为家庭条件的关系，自己总是穿得很邋遢，跟别的小朋友比要差一些。

来访者4岁时，舅妈生了表妹，外公外婆因为要照顾小表妹，无法继续照顾来访者，因此来访者回到爷爷奶奶家生活，后来母亲也回来了，在当地一家工厂打工，早出晚归，父亲一人外出打工。

来访者4岁时开始上幼儿园，爷爷奶奶负责接送。来访者与爷爷奶奶的关系并不亲密。

小学一年级的时候，来访者被同学诬陷偷了一本书，那个时候也不懂事，不知道为自己辩解，最终被罚了5元钱。后来，来访者考试考了100分，老师也不给其发奖状。奶奶来接他的时候，老师苦着一张脸。从那以后，来访者就变得对学习不感兴趣了，跟同学在一起瞎玩。但是，来访者的学习成绩还好，在班上中等水平。父母觉得，来访者只要不给他们太丢脸就可以。

来访者上小学三年级的时候，一次语文考试，没考及格，回到家被母亲罚跪并被打。

来访者上小学四年级的时候，班上新来了一位数学老师，上课很幽默，来访者很喜欢这位老师，很愿意听他的课，慢慢地，来访者的数学成绩也越来越好，父母对来访者的态度也发生了变化，同学也愿意跟来访者在一起玩了。来访者开始变得愿意去学习，语文、英语的成绩都变得好起来。四年级第一学期期末考试，来访者的数学考了98分，得到了一张奖状。父母都很高兴，外公还因此奖励了来访者40元钱，并且约定以后只要拿到奖状，都会有奖励。

来访者上小学四年级的时候，因为爷爷生病，父亲回来了，在离来访者学校不远的地方买了新房子，后来爷爷去世了。

来访者上小学五年级的时候，他们一家三口搬离爷爷奶奶家住到了新房子里。父母当时在当地的工厂上班，早出晚归，因为新房子离学校很近，来访者每天都自己上下学，觉得挺开心。周末，来访者就自己在家看电视。来访者的学习成绩一直很好，每个学期都能拿到奖状。

进入初中后，来访者一门心思地学习，提高自己的成绩，并不主动与同学交往，但是因为来访者的学习成绩很好，所以总有同学主动来找来访者玩。那个时候，来访者觉得不高兴了就不跟同学玩，比较我行我素。

在中考之前，奶奶去世了，但是因为跟奶奶的感情不怎么好，所以来访者也没有特别伤心。

中考的发挥超过了来访者的预料，考了全县第三名，考进了当地的一所重点高中的实验班。一下子考这么好的成绩，家里人也没想到，同时也很高兴，觉得很有面子。

上高中后，父母开始对来访者的学习重视起来，觉得他是整个家族的希望，可以通过学习来改变命运。一家三口一起来到县城里租了房子陪读，三人住在一个房间里，母亲不上班了，全职陪读，父亲在当地工厂上班。母亲坚持一定要每天送来访者上下学，理由是觉得县城里车多不安全。但是这也给来访者带来了很多的限制，让他没有机会去跟同学交往，因为很多同学都是自己骑车上下学的。来访者也很希望可以自己上下学，但是母亲不放心。

以往诊疗经历：一年前由父母陪同就诊我院精神科专家门诊，被诊断为"抑郁症"，建议其服用药物治疗。来访者服用药物治疗大半年后，抑郁情绪较前稍有改善。

二、治疗过程和结果

（一）治疗设置

心理治疗由医院心理科的心理治疗师完成。心理治疗每周1次，50分钟/次，收费300元/次。告知保密原则、来访者及心理治疗师的权利和义务、请假、迟到等相关设置。共进行了12次治疗，后因来访者要参加高考，学习紧张，中断治疗，约定高考结束后继续治疗。高考结束后再联系来访者，来访者觉得自己的状态已经完全恢复了，不愿再继续治疗。

（二）治疗目标

该来访者有非常强的治疗动机和迫切改变的需求。来访者有较强的语言表达能力和一定的领悟能力，心理治疗师希望通过治疗消除来访者的现实困扰并在一定程度上帮助其形成健康的人格。双方商定的治疗目标是改善来访者的情绪状态，让他可以安心学习，改善他与同学的关系。

（三）治疗方法及过程

1.第1次治疗

主要了解来访者来治疗的原因，心理治疗师介绍心理治疗的基本设置：保密原则、来访者、心理治疗师的权利和义务、请假、迟到等设置，签订心理治疗协议。一开始，来访者很紧张，在治疗过程中来访者慢慢放松下来，在治疗结束时表达了对治疗的期待。初步建立了治疗关系。

2.第2次治疗

来访者主要讲述了自己现在的人际关系状态，觉得班上的同学都看不起自己，现在变得对自己的要求很低，会说一些脏话，以前是绝对不允许自己这样的。高一的时候，班上的同学都很喜欢来访者，在选举班长投票中，全班56人，有55人选了来访者。

3.第3次治疗

来访者讲述自己有手淫的习惯，从初二开始的，现在变得很频繁，因此有很多的担心，有时上课睡觉时也会有生理反应，非常担心会有同学发现，担心他们觉得他很色。

治疗片段举例：

来访者（看了心理治疗师好几次，后来推了一下眼镜似乎下定决心一样）：之前说到了性心理的发展过程，今天我想说说这件事情。

心理治疗师：你说的这件事情，具体是指？

来访者（很不好意思）：就是手淫。

心理治疗师（微笑点头）：可以啊！

来访者：你这样笑，我有点紧张。

心理治疗师：说说你的感受。

来访者：我本来就很不好意思跟你说这件事情，你一笑我就觉得你是在笑话我。

心理治疗师：对跟我谈论这件事情，你有很多的担心。

来访者：嗯，但是我又想应该不会的，因为你们是专业的。（思考了一下）你会跟其他人也谈论这个吗？

心理治疗师：在治疗过程中，如果涉及这个问题，我们会谈论的。

来访者（终于下定了决心）：我是从初二开始知道这件事的，那个时候班上有男生会，我就跟他们学会了，后来又上网查了一些资料。

心理治疗师：恩。

来访者：一开始对那些内容很感兴趣，到初三的时候因为学习太忙，整天忙着写各种作业，就没时间想这件事了。中考成绩出乎我的预料，考了全县第三名。暑假的时候不知道干什么，我觉得人很空虚，家里有电脑，就开始上网查各种资料。

心理治疗师：查各种资料是指？

来访者：就是一些黄色图片，还有一些黄色小视频，会着看这些图片和视频手淫。但是每次都很担心，担心父母会突然回来看到。

心理治疗师：因为你觉得手淫是一件不好的事情，所以你不愿意让父母发现。

来访者：嗯，高一、高二的时候也是，一旦觉得无聊、空虚或者写作业烦的时候就会手淫一下。周一到周五的时候没时间，到周末的时候可能一天2～3次，后来又上网查过资料，说是手淫对身体不好，会影响以后的性功能，就开始担心起来了。

心理治疗师：听起来手淫是你对抗空虚、烦躁的一种方法，但是你又担心会对以后的性功能有影响。

来访者：是啊，我还有一些很不好的想法。

心理治疗师：说说看。

来访者：就是"YY"，你知道"YY"是什么意思吧？

心理治疗师：是意淫的意思？（当时觉得并不舒服。）

来访者：嗯，学校的女老师在夏天会穿得很性感，短裙、丝袜，我有时候就会有一些想法。

心理治疗师：你对于自己有这样的想法，觉得很糟糕。

来访者：是啊，怎么能这么猥琐呢，我以前不是这样的人，我对自己的要求很高。但是现在，我就很担心同学会看出来，觉得自己身上有污点，再管理他们的时候也会底气不足。

心理治疗师：你似乎觉得性是一件非常不好的事情，非常担心别人会知道。

来访者：嗯，虽然我知道班上其他男生也会这样想，他们也会手淫，但是还是觉得不太好，他们要是谈论有关性的话题，我就会转移话题，要不就打哈哈。

4.第4次治疗

第3次治疗后，来访者的父亲打电话请假，说是因为来访者要上课。考虑是阻抗的出现，因为在第3次治疗中，来访者向心理治疗师暴露了太多自己认为不好的事情，非常担心心理治疗师会对自己形成不好的印象。又因为心理治疗师是一位年轻女性，很有可能会对来访者有一定的性吸引力。故此来访者很难面对心理治疗师。

治疗一开始，心理治疗师就上次请假的事情与来访者进行了讨论，发现来访者的确非常担心心理治疗师会对自己形成不好的印象。在澄清了这个担心后，来访者说到了班上其他同学总是毫无遮拦地谈论与性有关的事情。班上考第一的女生和班上考第七名的男生谈恋爱，班上有一个胖男生经常讲话很下流，但是学习成绩照样很好，来访者心里觉得非常不平衡。来访者又因为自己脸上有青春痘很烦恼，很担心自己的形象。

5.第5次治疗

来访者表达了对于生理反应的无奈。因为心情不好，不愿意参加红白喜事，因为如果我去的话，亲戚就会问我学习的情况，自己不得不应付他们。与来访者讨论过年放假的安排。来访者询问心理治疗师的私人信息，对心理治疗师产生正性移情。

6.第6次治疗

放寒假了，来访者觉得自己很累，在家里学习的效率很低。有一天，父亲因为身体缺钾，突然腿走不动了，来访者当时觉得很恐怖，非常担心父亲会出什么问题，同时又很自责，因为父亲那么辛苦地工作，都是为了给自己创造好的学习条件，但是自己却不好好学习。（潜意识里担心自己的攻击性会摧毁父亲，因此深感自责。）

7.第7次治疗

因为放寒假的原因，中间停一次治疗。

8.第8次治疗

来访者主要讲述了家里的情况，与父母的关系。在成绩一般的时候，父母对来访者是很忽视的，当来访者的成绩变好特别是中考考得特别出色之后，父母就变得对来访者特别重视，甚至于过度保护。

9.第9次治疗

因为来访者要联考，调整了治疗时间。来访者表达了对治疗的失望，负性移情出现。

10.第10次治疗

学校有个得抑郁症的老师跳楼自杀了。来访者感觉同学看自己的眼光都不一样了，对抑郁症这个病有一些担心。心理治疗师就抑郁症对来访者提供了一些信息，缓解其担心。

治疗片段举例：

来访者：跟您说一件事，不知道您有没有听说？

心理治疗师：你说说看。

来访者：我们学校的一个女老师跳楼自杀了。

心理治疗师（震惊）：这是什么时候的事？

来访者：就是上个星期六的中午，那个时候学校的人不多了，听说是从四楼跳下来的，就在车棚旁边。

心理治疗师：你是怎么知道这件事的呢？

来访者：我们班上有同学去看了，学校里来了警车和救护车，就有两个学生因为好奇过去看了，听说地上一地血，还有一只高跟鞋。他们回来之后就跟我说这件事，说是那个女老师得了抑郁症。那个同学说的时候还特意看了我一眼。

心理治疗师：你觉得这个同学看你一眼，有一些特别的意思？

来访者：嗯，我跟他关系还不错，我跟他说过我生病的事。他知道我也得了抑郁症，他那个眼神让我觉得他有点儿嫌弃我，好像我也会跳楼一样。

心理治疗师：这个感觉一定让你特别不舒服。

来访者：嗯，后来我找了个借口，不跟他们一起走，我一个人走了。（停顿了一会）我想问一下，抑郁症都有自杀的可能性吗？

心理治疗师：听起来你对自己有点担心？

来访者：还好，我知道自己没有这样的想法，我还想去上大学呢，还有好多事要去做呢。只是那个同学看我的眼神，让我觉得生这个病后确实会不一样。

心理治疗师：确实有很多人并不理解抑郁症，也很难对这个病有个正确的认识。抑郁症也是分严重程度的，有一些人并不会有自杀的倾向，只是有一些情绪的困扰。即使有这样的想法也并不是没有办法去治疗，只是一旦有这样的想法就需要我们主动跟家人、医生、心理治疗师沟通，让他们知道，好让他们可以帮助我们。

来访者：我知道了，就是要跟别人讲。你放心，我没这个想法。

心理治疗师：嗯，我希望你知道如果有这样的情况应该怎么办。

11. 第11次治疗

来访者已经有几天没去学校上课了，因为跟不上，跟上大学的表哥打电话后，觉得还是学校的生活更规律一些，决定还是去学校，按照老师的步骤来。谈到了与同学的关系。

治疗片段：

来访者：面无表情是个很好的表情，这样就不会被别人牵着鼻子走。我们班上的同学都很聪明，会利用你的喜怒哀乐来达到目的，套路挺深的。

心理治疗师：可以具体说说吗？

来访者：我高二下学期的时候，有一个同桌，他学习成绩挺好的，那时我学习成绩不好，就想讨好他，会过分夸大他的优点，恭维他，夸他长得帅之类的。他还真觉得就是这样，对我的态度很不好。

心理治疗师：发生了什么？

来访者：他每天都不带餐巾纸，就用我的，用就用吧，还说什么

"我用你的餐巾纸是给你面子"，我当时心里很不舒服，但是因为还指望他能帮助我学习，所以也就笑笑，没说什么。我们一起跟同学讲话，他会说我"大人说话小孩子不要插嘴"，后来实在受不了他，对他的态度也开始不好了。

心理治疗师：听起来你觉得你的同桌非常不尊重你？

来访者：嗯，我就是太相信别人，相信别人会帮助我提高学习成绩，后来发现他根本就不会真心帮我。我问他题目，他会很敷衍。我以前学习成绩好的时候，会对老师察言观色，跟老师关系好了，学习成绩就会很稳定。

心理治疗师：为了提高学习成绩，你可以做很多事情。

来访者：嗯，在我的生活里，学习成绩是第一重要的。以前上初中的时候，我只管学习，后来上高中当了班长，就想跟大家搞好关系，人家有需要找我，我都会满足。

心理治疗师：你希望大家都喜欢你。

来访者：不应该说喜欢，应该说是尊重。

（停顿一会儿。）

来访者继续说道：上高一的时候，班上的宣传委员（女生）过生日，我送给她了一张贺卡，这么小就送礼物是不是有点那个啊？

心理治疗师：那个是指？

来访者：有点儿世俗，其实我就是为了让她对我有个好印象，我们副班长过生日的时候我也送了，但我发现我就是被坑。

心理治疗师：怎么说呢？

来访者：高二时的秋季运动会，没人参加，我是班长，只能带头报名，报了三级跳和跳远，没有老师指导，就是自己瞎练，老是踩线。我们班的体育委员报了铅球，得了第一，我什么都没有得到，完全被别人坑，被别人笑话。真心朋友找不到几个。

心理治疗师：你对班上同学对你的态度很失望。

12. 第12次治疗

因为高考体检和联考请假两周，两周后见到了来访者。

来访者反映，现在可以放下一些东西了，对于未来也有自己的目标，以他的学习成绩可以考上一个211大学。来访者想着可以加强锻炼，练出肌肉，然后可以在大学的业余时间去当健身教练。

以前，来访者因为手淫很自卑，觉得自己非常不道德，但是现在觉得这是一件很正常的事情，大家都会有这样的时候。现在离高考就剩2个月的时间了，他希望可以集中精力去学习，干一些想干的事情。

（四）治疗效果

经过12次的心理治疗，来访者的情绪得到改善，愿意与同学交往，对手淫有了正确的认识，学习效率也有所提高，治疗目标初步达成。

三、讨论和反思

（一）来访者的主要问题

精神科医师给来访者进行了精神检查和医学诊断，诊断为"抑郁症"。

来访者意识清晰，定向力好，衣着整洁。主动诉说病情，思维略有迟缓，情感低落，兴趣减少，存在自责，缺乏信心，无自伤自杀想法及行为，无幻觉妄想等精神病性症状，精力减退，饮食尚可，睡眠差，自知力全。

根据CCMD-3诊断标准，其症状标准符合：①兴趣减退，无愉快感；②自责，自我评价低；③思考能力下降；④精力减退。严重标准符合：社会功能受损，影响学习效率，但尚能坚持学习。病程标准符合：已持续3个月以上。排除标准符合：排除器质性精神障碍，精神活性物质和非成瘾物质所致抑郁。被诊断为"抑郁症"。

导致来访者抑郁情绪的主要原因除了学习压力、人际关系以外，他对手淫的过分担心和自责也是重要因素。

（二）导致来访者问题的主要影响因素

心理治疗师运用动力学的理论去理解来访者问题的形成原因。来访者从小生活在一个并不富裕的农村家庭里，父母为了生活都很努力。母亲是家里的第二个女儿，生活在重男轻女的家庭里，一直得不到认可。父亲因为贫困，一直被别人瞧不起，对来访者有很大的期待。

来访者两岁时，父母外出打工，将来访者送给外公外婆照顾，对于幼小的来访者来说，原先照顾自己的父母离自己而去，继而产生恨，但是又难抵对父母爱的渴望，并为自己没能珍惜父母曾经的陪伴而深深自责。来访者将离开的父母进行理想化，将所有针对他们的负性情感转移到自己身上，想象他们是因为自己不够好才离开的。来访者盼望与父母重修旧好，因此潜意识中确信，只有改变自己的错误，才能改变一切。

在外婆家时，来访者表现得很乖、很听话，采用迎合的防御方式，避免再次被抛弃。外婆很喜欢来访者，当他4岁时舅妈生了表妹，他便被送回了爷爷奶奶家，由爷爷奶奶照顾，来访者再次体验了被抛弃。因而潜意识中更加相信，自己是不够好的，将抱怨指向了自身。

来访者为了避免再次体验客体的丧失，采用了隔离的防御机制，避免自己与他人产生情感联结，与爷爷奶奶的关系并不亲近。即使后来与父母生活在一起，与他们也没有多少情感的联结。

来访者在上小学四年级时遇到了自己希望建立情感联结的老师，采用了升华的方式，提高自己的学习成绩，让老师喜欢自己。当学习成绩变好之后，父母对来访者有了更多的关注，周围的同伴也更积极地与他进行联结。这让来访者更加确信，以前是因为自己不够好，所以得不到爱。来访者一直努力学习，以避免再次体验客体爱的丧失。

来访者上小学四年级的时候，爷爷去世，上初三的时候，奶奶去世，没有哀悼客体的丧失。

来访者对于性冲动，一直采用压抑的防御方式，觉得这样的生理冲动见不得人，极力避免被人发现，害怕别人会因此觉得自己不够好，从而丧失与他人的情感联结。

青春期是重要的分离个体化的阶段，当来访者进入这一阶段时，激发了之前的客体丧失体验。进入高中后，母亲对来访者的过度保护，导致了他的退行状态，无法继续使用升华这一防御机制，而是更多地采用投射这一防御机制与他人建立关系。

这些评估和假设需要随着治疗的继续而进一步得到修正。

（三）如何处理来访者的问题

目前，有多种方法可以治疗抑郁症，究竟哪种方法对患者最好，还需要考虑个体差异。现今，精神科临床对抑郁症的处理越来越趋向于药物治疗与心理治疗的综合应用，不仅可以减轻或缓解患者的症状，而且可以提高患者的社会适应水平，改善其生命质量。

常见的行之有效的抑郁症心理治疗方法有认知行为疗法、支持性心理治疗、人际心理治疗、心理动力学治疗等。其中，认知行为疗法是公认的有效方法之一。根据Beck的观点，抑郁症患者往往存在一定的认知错误，而这种认知错误与抑郁发作密切相关，并阻碍患者的康复。有学者认为，抑郁症患者存在的功能失调性认知是其在童年的生活经验中形成的，它既是抑郁症的一种症状，又是人格的一部分，在一定程度上支配着人们的情感和行为。认知疗法的作用就是改变患者的认知偏见，主要方法就是心理治疗师和患者一起来找出和矫正导致抑郁症状产生的"功能失调性认知"。

来访者为高三学生，为青少年抑郁症患者，对于青少年抑郁症的心理治疗应注意其特殊性。

个体的抑郁情绪与童年经历、家庭和学校因素、精神疾病、物质滥用等有关。国外有研究发现，童年经历是造成抑郁的重要因素，如童年时父母的忽视、经历暴力和虐待、童年生活不愉快等。青少年本身正处于心理和生理快速发展的青春期，情绪不稳定，容易出现抑郁等负性情绪，对他们的正常学习和生活以及心理健康造成很大影响。认知行为疗法、人际关系治疗、家庭治疗等方式，可作为青少年抑郁症特别是急性发作和轻中度抑郁症的首选。

心理动力学治疗是在经典的精神分析治疗方式上逐步改良和发展起来的一种心理治疗方法，关注患者被压抑在潜意识中的内心冲动、内心冲突、人际关系问题以及成长过程中的心理缺失问题。其中，心理缺失一般是由患者与儿童期主要照顾者的情感关系问题所致，并进一步导致了患者的自尊心问题和情绪调节问题。根据治疗时程，心理动力学治疗可简单分为长程和短程两大类。目前，推荐用于治疗抑郁障碍的心理动力学治疗主要为短程疗法，且其治疗目的往往不局限于短期的症状改善，而是希望修通患者潜在的心理缺失和内心冲突，从而降低患者抑郁症的易感性。

关于手淫的心理治疗，心理治疗师对来访者主要采用了支持性心理治疗中的安慰、保证、解释、指导、心理教育、控制与训练等技术。

安慰、保证是当来访者过分担心问题的严重后果时，心理治疗师从科学的角度给予安慰和保证，缓解来访者的焦虑。

解释是心理治疗师针对来访者的相关问题进行解释。来访者缺乏相关知识或者是受错误观念的影响，会导致相应的心理问题。此时，采取支持性心理治疗方法的重点是进行知识教育或者纠正其错误观念。向来访者解释自慰产生的原因，提供安慰和保证，即自慰对身体健康无害。

指导是心理治疗师对求助者提出行动建议，采取适当的方法解决问题，给予来访者恰当的生活指导，效果可能更为直接有效。教会来访者控制技术，适度减少自慰的发生。如每当出现自慰念头时，去做自己感兴趣的事情来转移注意力。养成有规律的生活习惯，睡前避免过度兴奋，不看色情图片或视频，这对减少性的刺激与控制性欲起积极作用。

针对性地控制与训练，心理治疗师帮助来访者选择合适的行为方式，就是支持性心理治疗方法的重要手段。控制与训练的具体方法可以借鉴其他心理治疗方法，如决断训练、放松训练、想象放松训练等。

手淫即自慰，自慰在青少年中是一种较普遍的现象。由于性冲动不是受大脑支配的，而是由血液中的性激素水平所决定的，所以这是一种不以人的意志为转移的自然现象。人从性成熟到能够合法地满足性要求一般要等待7~8年或更久，而这段时间的性能量偏偏最高，总要寻找机会解除性紧张。在这种情况下，自慰大概是最方便、最安全的办法，它既不涉及异性或卷入感情纠葛，也不会导致性攻击甚至性犯罪的发生，所以是一种合理的解除性紧张的方式，同时也能避免一部分因性问题而引起的社会问题。

未婚男女每月有规律地自慰1~2次，以达到心理上的或生理上的满足，并不影响健康，在医生指导下进行自慰的方式还是治疗某些性功能障碍的办法之一，临床上常用自慰采集精液标本，以供临床检查。

其实，自慰的害处并不在于自慰本身，而在于"自慰有害论"带来的心理挫伤，自慰后的恐惧心理、犯罪感、自我谴责和悔恨心理才是一切自慰危害的真正根源。手淫是一种自慰手段，是释放性能量、缓和性心理紧张的一种措施。

自慰在心理学上的意义，不同的人会有不同的看法，因人而异。青少年应正确看待自慰问题，这是正常的生理和心理现象。只要这些现象没有经常发生，那它对身体的健康和正常的心理发育都不会构成影响，不会影响婚后生育能力。

（四）反思

在治疗过程中，心理治疗师保持中立的态度，可以容纳来访者指出自己有不好的地方。来访者在治疗过程中逐渐澄清了自己的情绪，认识到自己的人际交往模式。目前，来访者的情绪较之前有所改善，能够集中精力，达到了部分治疗目标。

支持性心理治疗的注意事项：支持性心理治疗的方法相对简单，比较容易掌握，一般的人经过较短时间的训练是可以运用的。但是，有几个问题需要注意：

1.必要的医学与心理学检查

如果是心理障碍患者，要排除躯体疾病的可能。详细的体格检查和实验室检查，既可以打消来访者的疑虑，又可以为医生明确诊断和治疗指明方向。

2.以来访者当前的问题为中心

支持性心理治疗以解除来访者当前的问题为中心。本案例中的来访者过度担心自慰带来的危害，心理治疗师要以解决此问题为主要工作方向。

3.保证要适度、适当

过度的与现实不符的保证，虽然有可能让来访者拥有"积极"的心态，但如果与事实不符，最终会影响来访者对心理治疗师的信任。适度的保证是与病情和治疗手段相符合的保证，不能简单地说"没事"或"一切都会好起来的"，而应建立在合理和科学解释的基础上。

4.避免造成来访者的依赖

安慰、支持、鼓励等情感关怀是支持性心理治疗的最重要内容之一。但是，过分的安慰、支持可能使来访者继续以消极的方式面对和适应生活困境，或导致来访者对医生的依赖，而难以让来访者培养自己解决问题的能力。

（杨　筠）

案例2：我找回了生活的意义

——一则失独母亲的支持性心理咨询案例

一、个案介绍

基本信息：来访者，女，57岁，小学教师。丈夫，60岁，事业单位退休干部。独生女儿夏某，中学教师，25岁，三个月前因遭遇车祸去世。

对来访者的初始印象：面容憔悴，神情疲惫，头发凌乱且有些许花白，说话时显得有气无力，由来访者的姐姐陪同前来。

求助的主要问题：三个月前，来访者的独生女遭遇车祸去世，之后来访者一直陷入愤怒和悲痛中，不愿意承认女儿已经去世的事实，有时候吃饭的时候会在桌上摆一副碗筷，说是给女儿准备的。来访者主诉脑海里女儿血肉模糊的画面挥之不去，精神处于高度紧张状态，一点风吹草动都能让其吓一跳。经常梦见女儿受伤喊妈妈，在噩梦中醒来，大汗淋漓。不愿参加社交和家庭聚会，不愿和亲朋好友提及女儿的任何事情。一个月前，学会发微博，写博客，写回忆女儿的诗歌。保留女儿所有的物品，买女儿爱喝爱吃的东西，带着女儿的照片去女儿没有去过的地方旅游，经常登录女儿的博客和QQ空间。女儿的手机仍未停机，思念女儿时就打女儿的手机，接通的时候感觉女儿还在人间。或者一遍遍听女儿喜欢听的歌曲，看女儿看的书，去女儿曾经去过的地方。

来访者身体状况较差，有心脏病和高血压。夫妻二人均已退休，家庭收入6000元左右，在当地属中上等。家庭主要经济来源为退休工资，夫妻二人均已参加了城市居民基本养老保险和医疗保险，因长期陷入痛苦中，生活受到影响，丈夫无法接受来访者的状态，目前夫妻已分居。

成长史和重要事件：咨询中，来访者不愿提及个人情况，不断地诉说丧女的痛苦，追忆过去和女儿在一起的美好时光，以及表达对肇事司机的痛恨。

以往诊疗经历：来访者既往未接受过心理咨询。来访者的姐姐担心来访者长期处于悲痛之中，弄坏了身体，在亲友的建议下陪同来访者前来咨询。

二、咨询过程和效果

（一）咨询设置

前10次，每周2次，后10次改为每周1次，共20次，50分钟/次，收费60元/次。

（二）咨询目标

1.短期目标

让来访者宣泄悲伤、愤怒、内疚的情绪；消除来访者否认的防御机制，接受丧亲事实。

2.远期目标

帮助来访者探索积极的应对策略，与外界建立联系，重建生活目标和对生活的希望。

（三）咨询方法及过程

来访者的亲人突然发生意外亡故，是支持性心理疗法的适应症，心理咨询师根据哀伤心理辅导的基本原则，在咨询早期采用支持性的心理干预技术。支持性心理疗法常用的技术包括倾听、共情、支持、鼓励、说明、指导、劝解、安慰、疏导、保证等。咨询中期和后期可以采用认知调整的方式帮助来访者逐步接受丧亲事实。

1.倾听与共情

倾听是心理咨询的基本技术。在哀伤心理辅导的过程中，倾听对方的谈话不仅仅是用耳朵听，更要用心去听。鼓励来访者宣泄愤怒、恐惧、焦虑、悲伤、抑郁等不良情绪。一些人认为，为了避免父母触景生情，会尽量回避子女离世这一事实，从短时间看，不去提及伤心事好像是对父母的一种情绪保护，但是从长期看来，压抑的情绪不能疏解，就相当于把悲伤慢性化了，一旦遇到熟悉的事便容易触景生情，把亲人离世所受到的情感打击重新激活。因此，心理咨询师鼓励来访者宣泄，哭泣是疏通、减轻悲痛的好方法。为了更好地实现倾听的目的，心理咨询师还可以采取一些技巧，包括恰当地提问、鼓励、重复对方的语句、针对某个问题进行说明、会谈总结等。

倾听的基本要求是心理咨询师能够共情。共情是设身处地体验来访者的精神世界，理解来访者不愿承认现实的状态，告诉来访者"那不是你的错""如此痛苦是正常的，你会痛苦表示你还有能力应付这种考验""当你体会到自己的感觉后，更重要的是去表达它们，但不要因此去伤害自己与他人"等，从而减轻来访者内疚、自责的情绪。

2. 支持与鼓励

支持的重点是让来访者感觉到他人的同情和帮助，使其体验到安全感，带给来访者一种积极的、正面的情绪体验。鼓励是心理咨询师发现来访者当前的资源、长处和优势，鼓励应该符合来访者的实际情况，不能简单地说"没问题"，而是应善于发现其真实的资源。鼓励来访者尽量找机会说出自己的感受，尤其是内心的忧伤、恐惧、无助等。还可以拿出亲人的照片，把悲伤、愤怒、委屈、无助、恐惧、内疚都说出来，这种象征性的表达和宣泄是有益的，是与故去的亲人做个彻底的心理分离，也是自我心理治疗的一种。鼓励当事人找自己信任的亲人、朋友聊天等方式，倾诉、宣泄不良情绪。倾听当事人的倾诉，"表达即治疗"，给来访者自我修复的时间，不要急着给建议。

3. 说明与指导

说明是心理咨询师针对相关问题进行解释。来访者缺乏相关知识或是受错误观念的影响，会导致负性情绪和不良行为。此时，采取支持性心理治疗的重点是对来访者进行知识教育，纠正其错误观念。指导是心理咨询师对求助者提出行动建议，采取适当的方法解决问题，告诉来访者没必要总是用坚强、自信之类的要求来勉强自己。对一些现实问题和症状，如失眠等，可以给来访者一些具体指导。

当来访者的情绪稳定后，进入咨询的第二阶段：行为干预、寻找社会支持系统、认知调整。

对经历心理创伤的失独者来说，行为的改变可以优先于情绪的改变。如果来访者的情绪无法在短期内改善，可以先在行为方面做一些努力。如：每天最好坚持30分钟左右时间的运动，可以慢跑、快步走、练瑜伽或太极拳等；列出喜欢做、可以让自己放松和快乐的事，一件一件去做；培养兴趣爱好，如音乐、绘画、养花、养宠物等；走出去，亲近大自然。

良好的社会支持能够使人们免疫或者较少受到生活应激事件的影响，保持和增进心理健康。在遇到亲人丧失时，来访者需要身边亲友的关怀，亲友要多与其交流沟通。虽然来访者可能暂时无法彻底摆脱痛苦的心情，但是亲人和朋友的体贴、肯定、支持、鼓励，可以帮助来访者尽快从悲伤中走出来，渡过心理难关。对于一些不愿意表露自己情绪的来访者，无言陪伴是最重要的药方，很多人觉得说一些话来安慰来访者以使其觉得好一点。但其实真正有效的是你的存在及陪伴，对来访者而言，无言的陪伴能够产生极大的安抚作用。在孩子去世的纪念日，来访者可以采取祭扫的方式纪念逝去的亲人，在心理上完成与亲人的告别。

对一些焦虑明显进而影响睡眠的来访者，可以教授其放松技术，如有意识的肌肉放松、想象放松，帮助其缓解焦虑。

认知调整：换一个角度看看不幸，有人说："若上天拿走我们宝贵的东西，那是因为他要给我们更宝贵的。"即使灾难带来一些负面影响，但是改变和分离都是生命必经的体验，尝试创造一种内心的平衡感。心理学家认为，保持平静是防止心理失控的最佳方法。

心理咨询的最终目标是帮助来访者接纳现实、迎接未来。帮助来访者接受亲人去世的事实，斯人已逝，生活还要继续。生者不仅是为自己而活，也是为逝去的子女完成生命的意义。制定未来生活的计划，如收养子女、照顾老人、旅游（替子女去看美丽的世界）、做一些公益活动等，重燃对生活的希望。

（四）咨询效果

来访者认为心理咨询对自己的帮助很大，近四个月的咨询结束后，情绪比较稳定，能够接受女儿已经去世的事实。与外界重新建立联系，有空去社区帮助其他高龄老人，去福利院看望孤儿，找到了生活的意义。

三、讨论和反思

（一）来访者的主要问题

来访者是由于遭受重大的创伤事件而导致了一系列的心理和行为反应，表现为闯入性症状、回避性症状和警觉性增高症状等三大核心症状。

来访者对与女儿车祸相关的刺激存在持续的回避，回避对象不仅限于具体的场景，还包括有关的想法、感受及话题。持续性的焦虑和警觉水平增高，如难以入睡或不能安眠、警觉性过高、容易受惊吓、做事无法专心等。符合症状标准至少已3个月。根据CCMD-3关于创伤后压力心理障碍症（PTSD）的诊断标准，符合症状标准、病程标准和严重程度标准，来访者的社会功能受到严重影响，符合创伤后应激障碍的诊断标准，但鉴于心理咨询师不做诊断，心理咨询师评估来访者的心理行为状况后，建议来访者去专科医院进行诊断和治疗，同时对来访者进行以支持性心理疗法为主的心理咨询。

（二）导致来访者问题的主要影响因素

独生女儿去世这一重大的创伤事件是导致来访者问题的最主要原因。其他影响因素有：来访者已经退休，单位的支持减少；来访者的丈夫与来访者分居，不能给予足够的心理支持；来访者的朋友较少，只有一个姐姐，来自家庭和朋友的支持较少；来访者的性格较内向，不愿主动寻求帮助等。

（三）如何处理来访者的问题

1.心理治疗

多种形式的心理治疗在PTSD治疗中都有报告。如暴露疗法、认知行为疗法、眼动脱敏再加工（EMDR）等。

2.药物治疗

药物治疗的目的是通过减少症状和增强心理功能使心理咨询比较顺利地进行，如通过选择性5-HT再摄取抑制剂降低情绪症状等，药物治疗须在专科医师的指导下进行。

就本案例来说，心理咨询师对来访者应用了哀伤心理辅导，早期主要采用了支持性心理治疗，侧重于提供支持，帮助来访者接受现实，鼓励来访者面对、表达和宣泄，帮助来访者尽可能利用资源，同时学习新的应对方式，并帮助来访者解决实际存在的问题。

（四）反思

失独者是一个特殊群体，存在焦虑、抑郁、恐惧、愤怒、丧失感和孤独感等不良情绪，如果不及时进行干预，这些不良情绪不仅会危害其身心健康和社会功能，而且可能会导致其家庭功能失常，继而出现家庭和社会悲剧。目前，对失独者的心理干预以面对面的支持性心理治疗为主。

1.对失独者进行支持性心理治疗的基本原则

（1）尽早脱离创伤性情境，满足其生理需要，提升其安全感，建立支持性的关系，倾听与陪伴，鼓励宣泄情绪，强化社会支持系统。

（2）当来访者建立安全感后，帮助其逐步面对丧亲事实，进一步接纳现实。

（3）重塑希望。鼓励来访者探索积极的应对方式，与外界建立联系，重建生活目标和对生活的希望。

2.注意事项

（1）与来访者初次接触，要采取非侵入性的、温暖、真诚、尊重的态度，帮助其建立安全感。通过语言或非言语行为表达理解、共情和关切。遵循保密原则，避免二次创伤。

（2）每个失独者的情况千差万别，要根据来访者的性格、心理需要采用不同的干预方式，灵活应用。

（3）鼓励宣泄，但不要勉强，不要强行让来访者说出创伤的细节，不能评价性倾听，不要说"你不应该那么想""你应该坚强起来"等。

（4）不要急于让来访者接受丧亲的事实，否认在短期内具有保护作用。

（5）尽可能避免向失独者提出具体建议，要帮助失独者识别积极资源，让失独者自己决定如何应对失独后的生活。

（6）动态评估，及时转介。如果来访者的哀伤情绪强烈而持久，心理咨询后无明显改善，需要转精神科治疗。

（杭荣华　沈械华）

第四部分　家庭治疗

家庭治疗概述

家庭治疗是以家庭为对象实施的一种心理治疗模式，是指将家庭作为整体，从系统、动态的视角看待家庭成员的心理问题，其目标是协助家庭消除异常、病态情况，以执行健康的家庭功能。家庭治疗的理论假设：家庭中的问题表现者其症状的形成或维持缘于家庭成员之间的不良交往模式，改变家庭成员间的不良交往模式就会最终达到治疗问题表现者症状的目的。

一、家庭治疗的特点

家庭治疗不着重于家庭成员个人的内在心理构造与状态的分析，而将焦点放在家庭成员的互动与关系上；从家庭系统角度去解释个人的行为与问题；认为个人的改变有赖于家庭整体的改变。

二、家庭治疗的主要流派

1.系统式家庭治疗

由鲍恩（Bowen）首先提出，他倾向于把家庭当作一个系统理论去理解，而不是将其当作一套干预的方法。在他的理论中提出了六个重要概念：自我分化、三角关系、核心家庭情感程序、代际传递、情感隔离、社会情感过程。其中，"自我分化"是鲍恩的核心理论，自我分化是个人处理压力的能力。自主性和独立性差的人往往都与家庭过分纠结，这样很容易造成自我分化功能不良。"三角关系"是鲍恩提出的另一个重要概念，他认为导致情感三角活动的主要因素是焦虑。焦虑的增加会使患者更加需要彼此情感的接近，当个人出现问题时，患者的感觉会促使其去寻求他人的同情，或者将第三方拉入冲突之中。第三方的卷入可以将焦虑分散在三角关系中，从而得到缓解。鲍恩的这个理论是对家庭治疗的重要贡献，也成为家庭治疗的启蒙性观念。

2.结构派家庭治疗

结构式家庭治疗发端于20世纪60年代，是由萨尔瓦多·米纽庆（Salvador Minuchin）创建的，治疗的原则是重建家庭结构，改变相应的规则，并将家庭系统僵化的、模糊的界限变得清晰并具有渗透性，设法改变维持家庭问题或症状的家庭互动模式。

萨尔瓦多·米纽庆发现有问题的家庭一般有两种模式：一种是家庭缠结，处于混乱并且紧密的相互联结中；另一种家庭则脱离，孤立并看似无关。这两种家庭类型都缺乏对权利的清晰界线，过于纠缠的父母过分卷入他们的子女之间，由此丧失了父母的领导权和控制权。结构派家庭治疗有三个最基本的组成要素：结构、亚系统和界线。结构派家庭治疗的技术主要包括两个一般性的策略。心理治疗师必须适应家庭以真正地"加入"家庭中，挑战家庭所偏爱的关系模式往往会引发家庭的阻抗。如果心理治疗师开始理解并接受家庭，家庭更有可能接受治疗。一旦实现了最初加入家庭的目标，结构派家庭治疗者开始使用重新组织的策略。这些积极的策略通过增强松散的界线以及放松僵硬的界线以达到打破功能不良的结构的目的。

3.策略派家庭治疗

在20世纪70年代中期到80年代中期，策略派家庭治疗注重实务和以问题解决为中心，根据沟通理论设计出一套策略促进家庭改变。干预技术包括循环提问、积极再定义、悖论策略、严格意志考验、仪式化、奇迹问题等。策略派家庭治疗表现出对来访者的强烈控制，它从独特的思维角度出发，表现出鲜明的创造性和操作性。与此同时，策略的出现会掩盖抵抗并且会激发家庭改变。这也是策略派家庭治疗常常受到诟病的原因。

4.经验性家庭治疗

经验性家庭治疗发端于心理学中的人本主义思潮，受表达性治疗的启发，强调及时的、此时此地经验的作用。它从格式塔治疗和会心团体中借用了一些技术，如角色扮演和情感对质，同时借用了其他的表达性治疗方法，如雕刻和家庭绘画。经验性家庭治疗流派的代表人物有 Carl Whitaker 和 Virginia Satir 。Carl Whitaker 倡导了一种自由的、直觉的方法，目的是打破伪装，解放自我，使每个家庭成员回归真我。Virginia Satir 相信，健康的家庭生活是开放的，能共同分享感情、感受和爱。她也因为描述出家庭角色而著名，如"拯救者"和"安抚者"。她认为，家庭角色的功能是约束家庭中的关系。经验性家庭治疗从内部入手，帮助个人表达他们真诚的情感，缔造更加真实的家庭纽带。

5.精神分析家庭治疗

20世纪80年代中期，家庭治疗师对心理动力学的兴趣有一个复归，主要是客体关系理论和自我心理学。他们有一个共同的信念，如果家庭中的个体理解并开始解决他们个人的冲突，就可以帮助配偶和家庭成员更好的相处。精神分析家庭治疗师较少关注团体和他们的交往模式，更多地关注个体和他们的感受。

6.认知行为家庭治疗

该学派家庭治疗将症状看作是习得的反应、无意识的获取和强化的结果。治疗一般是限定时间的和症状聚焦的。应用于家庭的行为方法是基于社会学习理论的，行为是由于其结果而习得和维持的，同时可以通过改变其结果而发生变化。行为学家集中于改变问题行为的结果，通过对出现的问题进行思考，已经发展出一系列有效的技术。但是，行为只是个体的一部分，而表现出问题的人又只是家庭中的一部分。行为学家很少对整个家庭进行治疗，他们只注意目标行为所在的子系统。但是，如果改变不是涉及整个家庭，那么新行为不可能强化和维持下去。尽管存在这些不足，但认知行为家庭治疗为儿童问题和有问题的婚姻提供了有效的技术。

三、家庭治疗的适应症

（1）家庭关系、婚姻关系冲突。

（2）家庭代际关系紧张。

（3）儿童、青少年成长中出现的问题。

（4）家庭遇到重大的挫折和困难。

（5）家庭生命周期的不同发展阶段需要面对的特殊心理问题。

（6）各种精神、神经症状、情感问题及人格障碍。

（杭荣华）

案例1：家比学校更让我烦

——一则有行为问题留守儿童的结构式家庭治疗案例

一、个案介绍

基本信息：来访者，男，13岁，初一学生，现休学在家，在家排行第二，有一个17岁的姐姐。来访者现由爷爷奶奶照顾，奶奶是文盲，生活在农村，父母和姐姐都在外地打工。

对来访者的初始印象：来访者身材瘦小，脸色蜡黄，显得很疲倦，座位离奶奶稍远。心理治疗师与奶奶交谈时，来访者沉默不语，似乎交谈的内容和他无关，对心理治疗师的问话爱答不理，低头玩手机。心理治疗师有受挫感。

求助的主要问题：来访者厌学、脾气暴躁、孤僻，这样持续一年多了。

来访者的奶奶陈述：来访者自从去年三月份逐渐出现下列问题：上课注意力不集中，学习成绩下降，考试不及格，被老师批评，拒绝去学校，在家喜欢上网、玩手机，不与人交流，生活懒散，日常饮食起居需要奶奶督促，家人稍不顺其意就发脾气、摔东西，甚至用头撞墙，家人无法管理。

成长史和重要事件：来访者为早产儿，母亲生下来访者后生了一场大病，未能给来访者母乳喂养。来访者从小体弱多病，爷爷奶奶对来访者特别宠爱，尤其是奶奶对来访者在物质上有求必应。来访者小时候很调皮，和大4岁的姐姐争执时，奶奶总是骂姐姐。父母在来访者5岁后就长期在外地打工，只在春节时回家待半个月，来访者和姐姐由爷爷奶奶照顾。去年春节后，初中毕业的姐姐也和父母一起去外地打工了。来访者想让父母回当地打工，说自己好朋友的父母都在家门口打工，父母不同意，说当地工资太低。

以往诊疗经历：来访者既往未接受过心理咨询或心理治疗，一周前在某精神卫生中心门诊就诊后入住该院心理病房。精神科医师建议，在药物治疗的同时配合心理治疗。

二、治疗过程和结果

（一）治疗设置

心理治疗师对此个案采用的是结构式家庭治疗，每周1次，90分钟/次，收费300元/次。

（二）治疗目标

改善来访者急躁、抑郁的情绪，矫正其不良行为，帮助其尽快回到学校上课。

（三）治疗方法及过程

本案一共工作6小节，平均每周见一次，在开放式心理病房的治疗室进行，每次的治疗时间为90分钟，治疗2个月后，来门诊复诊时回访一次。

第1小节，心理治疗师以建立治疗联盟、加入家庭等技术为主，呈现祖孙二人的互动模式，拓展目前的主诉。在整个治疗中，来访者都是背对着奶奶的，对心理治疗师的问话爱答不理，低头玩手机，偶尔会插几句话，表达对奶奶的不满。当心理治疗师试图和来访者建立关系时，感到的是他的拒绝，心理治疗师就不再追问，给他自由的空间。转向和奶奶沟通，收集基本资料。但不论和奶奶谈什么，奶奶总能将话题引向来访者不上学的问题上，看到孙子在心理治疗室玩手机也是不停地制止，总是不停地纠正孩子的行为，而来访者开始是无动于衷，最后无法忍受时就冲奶奶大吼。在心理治疗室呈现祖孙的关系：

> 心理治疗师："是不是只有你发脾气，才能让奶奶不那么关注你？"
>
> 来访者："你不知道她有多烦人，我只有和她发脾气，才能打断她的语言暴力。"
>
> 心理治疗师："可能这样还不够，有时就算你发脾气都不能阻止她。"
>
> 来访者："是的，我只有伤害自己，她就怕了。"

心理治疗师与来访者的对话，引发了奶奶对这个问题的思考，为什么奶奶的爱在来访者眼里是语言暴力，为什么奶奶的担心却让来访者的情绪失控甚至达到自伤的程度，将问题带入关系中思考。

第2、3小节是工作阶段，呈现来访者和奶奶的互动模式，即来访者讨厌奶奶的干涉和唠叨，但又依赖奶奶的照顾。因为奶奶没有文化，在治疗中更多的是利用隐喻的技术，比如："一亩三分地"隐喻来访者需要的内心空间，"含嘴里怕化了，捧手里怕摔了"隐喻奶奶和来访者之间纠缠的关系。在第3小节的治疗中，奶奶和来访者为玩手机的问题在治疗室发生争吵，心理治疗师是以中立的态度去看待他们的冲突，奶奶变得更加唠叨，指责来访者不心疼父母挣钱的艰辛，来访者几次回应奶奶："我知道了，这话天天讲。"但奶奶"听"不见，最后来访者把手机摔在地上，奶奶立马就停止了抱怨和指责。在心理治疗室呈现他们的关系，看他们是如何处理的。让奶奶看到他们自己互动的模式，帮助他们建立边界，共同探讨在生活中哪些是要奶奶提醒的，哪些是不需要奶奶提醒的，并布置家庭作业。

第4小节的治疗，检验家庭作业在生活中的执行情况，来访者基本能做到。探索奶奶对来访者的期望，集中探讨奶奶的过去。奶奶经历过重大的心理创伤，奶奶生育了两个儿子，大儿子是来访者的父亲，小儿子在24岁时被害，小儿子是家族中唯一的大学生。给奶奶表达创伤的空间，给予支持，在整个治疗中，来访者没有玩手机，认真地听奶奶和心理治疗师的对话，用"脐带"来隐喻来访者和奶奶情感的链接，理解奶奶对来访者的高期望和种种担忧。

第5、6小节的治疗，探讨改变的可能性，建立新的互动模式，鼓励来访者在生活中的积极性和主动性。邀请爷爷加入，呈现他们三人的关系特点：奶奶和来访者结盟，将爷爷排除在外，奶奶又拒绝爷爷的帮助。通过爷爷的视角看来访者和奶奶的关系，给予新关系模式鼓励和支持，同时也加强鼓励爷爷的介入。

（四）治疗效果

在治疗结束后两个月，来访者来院复诊，再次评测SCL-90，人际关系敏感平均分：1.44；抑郁平均分：1.69；敌对平均分：1.33，和之前的评测结果比较，分值均下降。来访者已回到学校，说"我仍然不喜欢去学校，但我也不想在家，因为在家比在学校更加烦"，奶奶对来访者在日常生活中的关注和照顾减少，比如盛饭、洗漱、穿什么衣服不再包办。来访者在日常生活自我管理中变得主动，减少了奶奶对自己的关注和唠叨。奶奶对来访者学习上的期望仍很高。但来访者对奶奶的期望有所包容，避免发生冲突，减少自我伤害，爷爷也比以前更多地参与，当奶奶对来访者过多地指责、干涉时，爷爷会阻止奶奶的唠叨。

三、讨论和反思

（一）来访者的主要问题

临床医师根据ICD-10诊断抑郁症的标准判断，来访者的核心症状是心境低落，愉悦感下降并伴有注意力不集中。也有悲观思维，认为前途暗淡；食欲下降，社会和学习功能下降；病程持续时间已超出2周的时间。目前无自杀的想法，达到中度抑郁的程度。

（二）导致来访者问题的主要影响因素

结构式家庭治疗理论认为，家庭是一个系统，每个成员都是构成这个系统的子系统，系统的正常运行需要有一定的结构与规则，家庭这个系统也不例外。案例中来访者的子系统（祖孙子系统）的规则是僵化的、界限不清晰、关系过度卷入、角色混乱、缺乏空间等。结构式家庭治疗就是恢复家庭正常的结构与功能，改变家庭成员之间的互动模式，从而达到症状改善的目的。

因为本案例中的来访者是青少年，青少年的抑郁以行为障碍为主，如：不服管教、对抗、冲动、攻击性行为或其他违纪不良行为等。用SCL-90评估，其中人际关系敏感平均分：2.56，抑郁平均分：2.85，敌对平均分：1.67。以结构式家庭治疗理论对家庭进行评估：首先，家庭生命周期处于来访者的青春期，来访者需要独立和自主，而来访者一直和奶奶生活在一起，奶奶对他的照顾无微不至，包办的多，不尊重来访者的意愿，这种相处模式不再适应青春期来访者心理发展的需要；其次，家庭成员之间的界限是模糊、僵化、纠缠的。奶奶对来访者的事干涉得多，过度地侵入来访者内心的空间，而来访者又十分依赖奶奶，日常生活起居都需要奶奶督促才能完成。最后，来访者的家庭结构是错乱的，父母不能行使自己的功能和权力，当父母管教孩子时，奶奶阻止，爷爷想替奶奶分担照顾孩子的责任，奶奶也总是以各种理由否定爷爷的做法，奶奶成了家庭权力的中心、来访者的"守门员"。当奶奶和来访者之间有冲突时，家庭中的其他成员是任其发展、置之不理，形成了病态的相处模式。结合来访者的问题、对亲密关系的抱怨、家庭转换期发生的个人症状，特别适合运用家庭治疗，所以在药物治疗的同时，安排每周1次的家庭治疗。

（三）如何处理来访者的问题

本案例遵循结构式家庭治疗的四个步骤：

（1）拓展目前的问题。

（2）探索维持问题的互动模式。

（3）结构化地集中探索过去。

（4）探索相关的改变方式。

将来访者的抑郁、不开心、自伤行为带入和奶奶的关系之中，调整和奶奶的关系；将僵化的关系界限变得有弹性，筑立起彼此的边界；邀请爷爷加入，发挥爷爷的功能。同时也为奶奶处理创伤，给予这个家庭一个自我表达的空间，也让来访者领悟到奶奶过去的创伤对现在的影响，增加来访者对奶奶的理解和包容。

（四）反思

在6小节的治疗过程中，心理治疗师有些新的收获与感悟：

1.如何对文化程度低的老年人进行家庭治疗

大部分的心理治疗都是以来访者自我领悟和反思为主。但对于一些生活在农村，特别是农村的老年人，因文化程度低，与外界交流相对封闭，对一些专业知识和启发式的提问难以理解。要结合个案的文化背景，用他们能听懂的方式和语言进行交流，就如同和他们拉家常，加入心理教育。但不论是心理教育还是拉家常都要在结构式家庭治疗的理论概念化的基础上进行。

2.隔代养育容易出现心理问题吗

很多人都有这样一个观念：孩子由爷爷奶奶养育容易出现心理问题，其实也不尽然。结合本个案和临床工作经验来看，大部分的留守儿童的心理发展都很健康，父母是否亲自养育孩子不是绝对性的因素，只要养育者能很好地行使父母的功能，根据孩子不同的年龄阶段，满足孩子不同时期心理发展的需要，建立灵活的、有弹性的界限，形成发展性的互动模式才是关键。

3.孩子是否要参与家庭过去的创伤处理

对于有创伤的家庭成员，要处理他们的创伤，给予他们表达的空间，孩子是否参与，取决于家庭成员的决定。将过去的创伤和现在的问题进行连接。

4.不足

在本案例中也有很多处理不足的地方，心理治疗师对一些信息了解得不够，如来访者和父母的关系、和姐姐的关系，他们是如何互动的，父母和姐姐的关系又是如何影响来访者的，家庭中还有哪些资源可以利用，以及来访者在校中的人际关系等。特别是来访者在学校中的人际关系会成为他主要的心理困扰之一，也可能会因为这个问题再次回到家庭之中，所以对来访者的心理治疗将继续，以帮助来访者更好地融入学校。

心理治疗师在家庭治疗的过程中，为了有效地收集有关家庭信息，分析家庭结构和家庭关系模式，绘制了家谱图。

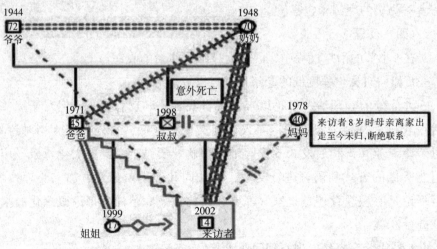

图4-1　来访者家谱图

什么是家谱图？心理治疗中如何有效使用家谱图？见专栏1。

专栏1:家谱图

1.什么是家谱图

家谱图是以图的形式描述家庭从祖父母到自己三代人的血亲关系和婚姻关系,可以帮助心理咨询师(心理治疗师)对来访者及其家庭系统保持一种系统观,家谱图的使用源于系统式家庭治疗。

2.家谱图的种类

Marlin将家谱图分为三类,即基本家谱图、距离家谱图、细节家谱图。

(1)基本家谱图

基本家谱图主要是描述家庭成员的姓名、性别、出生和死亡日期、婚姻状况(包括结婚、离婚、再婚等情况)、宗教信仰、职业、受教育程度等。基本家谱图除了包括上述内容外,还要包括那些与整个家庭居住在一起但不属于这个家庭的人,如有些家庭中有保姆,其虽不是家庭成员,但在某种程度上是这个家庭的一部分。

(2)距离家谱图

距离家谱图是基本家谱图的扩展,描述了家庭系统中的人际关系。这里所说的距离不是地理上的距离,而是心理和情感上的距离。距离家谱图可以帮助心理咨询师(心理治疗师)和来访者看到,家庭成员彼此之间的亲疏关系或冲突关系,发现家庭中人际关系的模式。与基本家谱图不同的是,基本家谱图是基于一些真正存在的事实,而距离家谱图并不以事实为根据,而是基于对家庭成员的印象。心理咨询师(心理治疗师)可以通过问问题的形式让来访者描述其家庭成员彼此之间的关系,心理咨询师(心理治疗师)也可以基于自己的观察和判断得到对来访者家庭成员的印象。透过距离家谱图,心理咨询师(心理治疗师)可以与来访者就家庭成员的关系进行讨论。

(3)细节家谱图

细节家谱图是在基本家谱图的基础上,增加了更多家庭成员的信息。细节家谱图并没有特定的要求和规则,其主要包括发生在家庭中的一些特定的生活事件。家庭成员的健康问题特别是一些重大的疾病或医疗事件(如家庭中有成员长期患病或有成员得了不治之症等)、主要的人格特征、不寻常的境遇或巧合、信念、禁忌,还有家庭成员的角色、家庭的传统等都可以包括在细节家谱图中。许多有意义的内容都可以填入细节家谱图中,但心理咨询师(心理治疗师)要注意不可使内容太多。使用细节家谱图通常是根据咨询(治疗)过程的需要,只探索一个主题方面的细节,围绕一个主题探索其独特的模式、来访者的主观感受和印象。

3.如何绘制家谱图

在一般心理咨询(治疗)中,通常家谱图由心理咨询师(心理治疗师)绘制,也可以是心理咨询师(心理治疗师)和来访者一起绘制,这取决于心理咨询师(心理治疗师)使用家谱图的目的。如果心理咨询师(心理治疗师)使用家谱图只是为了对来访者有比较清楚的了解,只需自行绘制;如果心理咨询师(心理治疗师)希望和来访者一起利用家谱图探讨来访者的问题,那么最好由心理咨询师(心理治疗师)和来访者一起绘制家谱图,这样不仅可以促进来访者的投入,而且还能让来访者从家谱图中得到一些理解和领悟。

家谱图的绘制都是从基本家谱图开始的,先要用基本符号画出来访者的基本家庭结构。通常是先画来访者及其父母或者子女两代人的家庭,接着是目前一起居住的家庭及其成员然后再加入祖父母及父母的兄弟姐妹。画完家谱图的基本框架之后,在此基础上添加其他有关家庭的信息。家庭信息的收集是通过访谈的形式完成的,信息收集具体内容的多少和广泛程度由使用家谱图的目的和咨询(治疗)的目标决定。最后是在家谱图上描绘家庭成员的关系。家庭成员的关系可以是家庭成员自己叙述的,也可以是心理咨询师(心理治疗师)自己观察的。

4.如何探索、解释、分析家谱图

通常情况下,心理咨询师(心理治疗师)可以帮助来访者反思从家谱图中所得到的一些信息。这个过程可以由来访者自己讲述他自己的家庭故事,也可以心理咨询师(心理治疗师)的问题为探索、解释和分析的方向。心理咨询师(心理治疗师)从家谱图中所得到的一些假设在这一过程中通过与来访者的探索和分析得以验证或被推翻。

家谱图受限于来访者所提供信息的多少和心理咨询师(心理治疗师)的专业训练。心理咨询师(心理治疗师)和临床医生不能离开具体的背景使用家谱图。家谱图只是评估的一部分,必须与其他评估结合使用。

资料来源:

https://baike.baidu.com/item/家谱图/1244822?fr=aladdin.

（蒋　巧）

案例2：我的孩子总是好动怎么办？

——一则有注意缺陷多动障碍儿童的家庭治疗案例

一、个案介绍

基本信息：彤彤，男，家中独子，7岁，某重点小学二年级学生。孩子的爸爸，38岁，企业主管，大学本科学历；孩子的妈妈，36岁，会计，大学本科学历。

对来访者的初始印象：第一次由介绍来做家庭治疗的医生引见，心理治疗师先见到孩子的爸爸，与其打招呼时，突然一个小男孩窜出来，手舞足蹈，对着心理治疗师咯咯笑，医生介绍说这个小帅哥就是彤彤，心理治疗师与彤彤打招呼，并与随后走来的孩子的妈妈打招呼。随后将家庭带进心理治疗室。

第一次见面的座位情况：爸爸选择了一个单人沙发坐下，孩子和妈妈挤在双人沙发上。

对家庭的第一印象：爸爸妈妈文质彬彬，举止言谈得体，很有礼貌。爸爸健谈，说话有条理，常常向心理治疗师说明他对教育的态度：对孩子要宽松一点，不能要求太多，不能急。妈妈对孩子的状况非常着急，委屈，常常落泪。孩子在心理治疗室并没有多余动作，很安静地坐在妈妈身边，偶尔有抠鼻子咬手的动作，爸爸马上就会制止"彤彤，不能这样"，孩子马上就停止了（爸爸妈妈说在家里不是这样，常常讲三四遍都不听，爸爸妈妈有时会打他，但不多）。一看到妈妈流泪，孩子马上就停止了自己的动作，关注妈妈，并递上纸巾。

求助的主要问题：彤彤多动，注意力不集中，已有一年多。

家长介绍：孩子一年前开始，在学校上课时注意力不集中，坐不住，总是扭来扭去，乱动乱跑，有时溜出教室，经常在课堂上抢答、做鬼脸，影响老师讲课及班级纪律，无法完成作业及考试，每天写作业到凌晨。最近几个月来，孩子的状态更差，班主任老师每天都要请家长去学校，要求爸爸妈妈管教孩子。老师和爸爸妈妈反复讲道理，孩子都像没听见一样，爸爸妈妈甚至动手打孩子也没用。孩子无法独自看书玩耍，总要爸爸妈妈陪在身边，否则大喊大叫，甚至大哭大闹。爸爸妈妈无法忍受每天辅导孩子写作业到凌晨和每天去学校听班主任训话，故带孩子去综合医院求治。

成长史和重要事件：孩子足月顺产，母乳喂养，由爸爸妈妈共同抚养，外婆、外公协助带到3岁。

以往诊疗经历：曾去某三甲综合医院儿科就诊，医生建议来精神专科医院心理科诊治，被诊断为"注意缺陷多动障碍（ADHD）"。用药情况：曾短期服用利他林（哌醋甲酯，methylphenidate），剂量不详，没有明显疗效，因孩子服药后半月，出现食欲下降情况，消瘦，故停用药物。精神科医生建议做家庭治疗。

二、治疗过程和结果

（一）治疗设置

家庭治疗每周1次，一共进行了10次。前5次一家三口前来，每次1.5小时，第6次因爸爸出差，母子单独过来，后4次爸爸妈妈单独来，每次1小时，收费300元/次。

（二）治疗目标

爸爸妈妈怎么做可以帮助孩子适应学校生活。

（三）治疗方法及过程

ADHD的治疗通常包括药物治疗和心理治疗，尤其是两者结合可改善症状，药物利他林可提高注意力，减少过度活动，从而达到改善症状的目的。患儿随着行为的改善，学习成绩也会有所提高，与同学之间的冲突也会减少。但此类药物的缺点是无法根除疾病，需要长时间服用，并且容易产生药物依赖，长时间使用影响患儿的身高发育。心理治疗常用的有行为治疗、家庭治疗、感觉统合治疗等。

对于患儿来说，帮助其学习如何控制自己的行为，教导患儿的爸爸妈妈和老师如何对所期待的行为给予积极反馈，给不期待的行为给予消极反馈。用专门的器材进行系统的感觉运动协调训练和注意力训练，对于学龄前和学龄期患儿可收到一定疗效。家庭治疗是针对亲子关系类型和家庭教育模式对整个家庭进行治疗。

本案例采用系统式家庭治疗。系统式家庭治疗的特点是始终聚焦于信息，系统地寻找差异，努力揭示联系家庭成员和维持系统平衡的纽带。让爸爸妈妈理解夫妻的互动模式与孩子症状之间的密切联系，改变家庭关系模式，从而改善患儿的症状。

1.第1次治疗

在第1次治疗中，心理治疗师主要了解患儿的病史，建立治疗关系，制定治疗目标。

爸爸妈妈谈到孩子在一年前开始，上课不能听讲，不遵守学校和课堂纪律，考试成绩差，有时很多题目都不写，回来后爸爸妈妈问及，孩子说"会写，但不想写"，爸爸妈妈表示打骂都不管用，很无奈。原本的治疗目标是，爸爸：希望老师、家长讲话，孩子能听；妈妈：希望以后再也不要被班主任请家长，希望孩子每天写作业不要太拖拉；孩子：我猜他们想让我成绩好一点，不想让他们趁我睡着时，商量转学的事情。经过协商后，治疗目标为：爸爸妈妈怎么做可以帮助孩子适应学校生活。

当谈到孩子的治疗目标时，爸爸妈妈表示：孩子很喜欢自己的学校，因为同年级其他班有他的好朋友，虽然本班没有他的好朋友，而且班主任老师也不喜欢他，但孩子并不认为这是对自己不好。孩子突然说："这是因为老师很忙。"

心理治疗师赞美孩子的心灵很纯洁，心理安静而有力，是不是遗传了家庭的某些优良传统。邀请爸爸妈妈谈谈自己的原生家庭，爸爸妈妈表示自己的原生家庭都是工人家庭，很普通，对儿子的表现很不理解。

心理治疗师请爸爸妈妈谈谈："如果奇迹发生了，家里会是什么样子？"爸爸说："会快乐些。"这时孩子又抢答："你们俩再也不会为我吵架了。"妈妈说："你也不挨打了。"

当继续提问："发生什么，你们可以不吵架，孩子也不会挨打了？"妈妈说："奇迹发生的话，也没多大的改变。"孩子又抢答："哪怕明天考试，今天也不用复习2个小时，我每天都累死了。"爸爸说："个人情绪会好一点，家里氛围会好些。"

心理治疗师邀请爸爸妈妈谈谈他们到底在表达什么，猜猜看孩子在想

143

些什么。爸爸妈妈表示没什么，家里每天为孩子写作业的事情折腾到夜里十一二点，很辛苦，烦死了，不知道怎么办。心理治疗师提醒他们谈谈孩子为什么说"你们俩再也不会为我吵架了"，这是什么意思，爸爸妈妈说："我们没问题，他可能是随口说说。"

询问家庭曾经使用的解决方法：妈妈试图跟班主任沟通，请其吃饭，但班主任拒绝，爸爸觉得妻子跟老师沟通失败，自己更不能过去见老师了。现在爸爸妈妈感觉班主任很难沟通，而且老师布置的作业确实较多，孩子不适应，希望能够转学，但孩子不同意。

心理治疗师注意到孩子在治疗室里的举止谈吐很有规矩，同时对治疗谈话很感兴趣，多次抢答心理治疗师的提问，邀请爸爸妈妈关注"孩子在家也这样吗"。爸爸妈妈表示这次孩子在治疗室的表现确实看不出多动，而且对谈话很投入，同时孩子在家能够看自己喜欢的书，但是要人陪，否则就拼命叫喊，作业不能完成，让爸爸妈妈很头疼。

心理治疗师跟爸爸妈妈说道："你们谈了很多孩子让大人很操心的事，但我想，孩子也有表现好的地方，哪怕只是一点点，比如做作业比原来快了几分钟，能够一个人看书几分钟，被老师请家长少了一次等。"爸爸妈妈都笑起来，说以前没想过孩子有表现好的地方，但今天想一想，确实也有一点。心理治疗师继续邀请爸爸妈妈讨论，孩子其实不是每天24小时都很多动烦人，也有自觉、安静的时候，并趁机布置家庭作业：秘密红账，要求爸爸妈妈各自私下记录，不能相互讨论，下次治疗将记录带到治疗室讨论。

2.第2次治疗

爸爸妈妈带来了各自的秘密账，谈到孩子确实有好的地方，有时能够自己看书，并不大吵大闹。心理治疗师对家庭成员分别赞美，同时采集家族史，绘制家谱图。邀请爸爸妈妈和孩子用玩偶表达出家庭关系，由此心理治疗师邀请家庭成员讨论，为什么在孩子的心里家庭会是这样。爸爸妈妈谈到孩子从小黏人，孩子抢着说："爸爸妈妈把我夹在中间，我就安全了。"

与爸爸妈妈讨论孩子心里的安全是什么，什么时候孩子会认为自己是安全的。爸爸妈妈谈到即使一家三口在公园散步，孩子见不得爸爸妈妈手拉手，他一定会冲上去把爸爸妈妈的手拿开，自己一手拉一个。爸爸说："这孩子太争宠了。"

心理治疗师进行例外提问，询问爸爸妈妈有没有感觉孩子比较好、不是那么争宠或者比较能够听课、按时完成作业的时候，爸爸妈妈表示很少，但同意回去后继续写作业（记录秘密红账）。

3.第3次治疗

爸爸妈妈首先交作业。妈妈详细记录，但爸爸表示工作太忙，没时间写。通过讨论作业，心理治疗师和爸爸妈妈达成一致意见：有时候孩子的表现稍微好一点。

心理治疗师引导讨论："假如好心的仙女来了，家里出现奇迹了，一切都好了，会是什么样子？"仍然是孩子抢着说："一切都变好了，我上学再也不要妈妈担心了，爸爸看到我的成绩也开心了，我们家变温暖了，我要把仙女永远留在家里！"

由此邀请爸爸妈妈讨论："孩子为什么常常积极抢答，如何把仙女永远留在家里？"但爸爸妈妈表示不知道。孩子谈到爸爸有时酗酒晚归，发酒疯，妈妈会生气，自己会保护妈妈，冲上去拉开爸爸。由此心理治疗师想到上次爸爸谈到孩子见不得爸爸妈妈手拉手。爸爸解释说不是那样，妈妈只是略微谈到对爸爸晚归的不满，有时会打电话催他。心理治疗师对爸爸妈妈充分共情，打消对方对于暴露隐私的顾虑，尤其对爸爸进行充分支持。邀请孩子继续说清楚，孩子谈道："爸爸晚归，妈妈会生气，我会安慰妈妈'他不回来就算了，明天让他迟到去'"。

借助孩子对家庭关系的描述，引导家庭成员思考："如果孩子不多动了，爸爸还能否按时回来？"此时爸爸妈妈均沉默。心理治疗师继续提问："如果孩子好了，家里会是什么样子？"

爸爸说现在一接到妻子电话，心情就很差，特别担心孩子又出状况。妈妈说现在每天心情都不好，不耐烦，就怕老师打电话来，因为周一老师又请家长，说孩子考试不写题目，而是把卷子咬破咬碎了。孩子解释说："不想考试，心情不好，就不想写。"由此请家庭成员讨论：家庭中每个人的心情都很重要，心情会影响工作、学习和生活。心理治疗师继续跟爸爸妈妈共情：孩子的暴露，会不会让爸爸妈妈难为情。并交代，未来的家庭治疗方向也许会更加不确定和范围也可能会更大，请大家有想法和建议一定要说出来。

4. 第4次治疗

家庭谈到爸爸这周第一次出现胆囊炎症状。妈妈认为，身体很重要，要好好注意身体。孩子说："仙女来之后，妈妈在我身边玩电脑，爸爸不打我了，妈妈每天都很开心。"与爸爸妈妈讨论孩子话里的信息：为什么孩子会想到妈妈在我身边玩电脑？爸爸为什么就不打孩子了？怎么做或者其他人怎么做妈妈就会开心？

在讨论过程中，孩子突然说要小便，爸爸打开房门，让其自行去对面的洗手间，但是，关上门，爸爸妈妈刚刚想跟心理治疗师说话，孩子马上推门进来，仔细观察妈妈："你要餐巾纸吗？"与爸爸妈妈讨论孩子这一行为是什么意思。

爸爸妈妈都认识到孩子有时很不放心妈妈的情绪，爸爸说："妈妈有时候能被儿子说哭，真是够可以的。"妈妈马上眼睛红了，感觉非常委屈。心理治疗师继续多边结盟，针对家庭关系讨论这一场景，每个家庭成员的想法和解释有什么不同。当问到家里谁最可能首先改变时，孩子突然抢答："是我！"

心理治疗师引导家庭成员反思：为何孩子常常会出人意料地抢答，还会出现看起来很反常的行为，比如刚刚跑出去，迅速跑回来，爸爸妈妈能否猜出孩子为何这样做？

爸爸认为，孩子对妈妈不放心是因为妈妈情绪容易激动，妈妈红着眼睛说："我不是的。"孩子一会看看爸爸，一会看看妈妈。心理治疗师针对这一情境，请爸爸妈妈思考："当出现什么情况或者谁做点什么时，孩子可能会比较安心，不那么跳来跳去？"爸爸妈妈谈道，三个人一起出去玩，孩子会比较开心，也很乖。

通过奇迹提问，追问奇迹发生后家庭会出现哪些好的变化。爸爸妈妈都谈到辅导孩子作业时，会更加有耐心。

5. 第5次治疗

爸爸妈妈谈到孩子最近在家写作业好很多，老师也不再请家长了，但孩子还是非常黏人。

孩子说："你们不要让我一个人在家，要让妈妈陪我，省得爸爸打我。"爸爸表示在家时，并不是孩子说得那样。通过差异和前馈提问，孩子说："如果我完成作业早了，要让我玩小狗。如果写得慢，我可以不用弹琴了。"针对这一情境，邀请爸爸妈妈分别猜测对方是怎么思考孩子这番叙述的。

爸爸认为，孩子确实被妈妈逼着写很多作业，还要弹琴，确实很累，而且孩子也喜欢关注妈妈的言行。妈妈认为，练字帖是必须的，字写得不好，怎么见人，这个孩子就是喜欢黏人。心理治疗师邀请爸爸妈妈与孩子讨论："为什么孩子如此关注妈妈？"孩子说："怕妈妈生气，妈妈可能会哭或者不理我了。"妈妈听到此处很生气："我什么时候不管你了？"此时，正巧爸爸出去接电话回到治疗室，妈妈委屈地哭了："我每天为了你都累死了……"

心理治疗师对家庭充分共情，并邀请爸爸妈妈讨论：如果妈妈不盯着孩子，会盯着谁？如果孩子表现差，家里是什么样子？跟孩子表现好相比，有哪些不一样？如果孩子希望爸爸妈妈争执，他会怎么做？

爸爸妈妈认识到，这个孩子吸引了家庭成员所有的注意力，他们没有时间做自己的事情，整天为这个孩子忙得一塌糊涂。爸爸无法像以往那样在外面应酬，每次一接到妈妈电话，马上就回家陪孩子。孩子突然抢答："这样他们领导就会说，快回家陪你孩子吧！"爸爸妈妈大笑。

心理治疗师提问："如果我们希望把病接回来，我们会怎么做？"爸爸妈妈均沉默，孩子抢着说："他们催我、打我，病就会回来！"

邀请爸爸妈妈讨论，为什么孩子会这么想。他们表示有时候真的被孩子写作业的状态搞烦了，所以偶尔也会忍不住。邀请双方反思各自原生家庭对自己的影响，继承了家庭的哪些优良传统。

6.第6次治疗

孩子和妈妈单独前来，因为爸爸在外出差。妈妈谈到昨晚孩子写作业特别好，孩子说："因为爸爸不在家，妈妈陪我睡，我想妈妈多陪我一点时间，所以就快快写作业。早一小时写完作业，妈妈就可以多陪我一个小时，我可以不弹琴。"

与妈妈讨论：儿子跳来跳去给家庭关系带来的变化。妈妈认识到孩子的症状让家人有更多的时间在一起，原先给孩子安排的钢琴课也停了，孩子和家庭都受益。

7.第7次治疗

爸爸妈妈单独前来。

通过差异提问，爸爸妈妈谈道，他们有一方单独带孩子时，孩子最听话，因为没指望，而爸爸妈妈都在家时，陪孩子的一方会被孩子的拖拉走神弄得不耐烦，会和孩子争吵，打骂，另一方就会来干涉或者接手，而孩子也会大叫，喊另一方来救自己。在谈话过程中，妈妈埋怨爸爸从未去过学校见班主任，爸爸妈妈发生争执。爸爸认为，这种事情妈妈去应付就可以了。妈妈埋怨爸爸去年拒绝找老师谈话，谈话中，妈妈生气流泪。

当爸爸出去接电话时，妈妈偷偷跟心理治疗师说，爸爸总是领导派头，有些看不起自己。当初是自己娘家人帮他找的工作，现在他反而有些瞧不起自己娘家人。

心理治疗师倾听双方争执，分别结盟并共情，邀请他们思考：有没有什么时候，两人在家陪孩子，孩子其实也可以表现得很好。爸爸妈妈表示，回去的这一周要好好注意这方面的细节。

8.第8次治疗

爸爸妈妈延续上周的话题，共同认为，爸爸妈妈一方独自带孩子，孩子都会很乖。

爸爸妈妈总是因为家里琐事相互指责，但是孩子出现问题后，双方为琐事争吵的机会少了，因为没有精力和时间争吵。

爸爸谈道："妻子喜欢大喊大叫。"心理治疗师引导他思考自己的原生家庭，爸爸认识到自己的母亲在家也喜欢大喊大叫。心理治疗师提问："你们恋爱时是什么样子呢？妻子什么时候开始变得像你母亲那样喜欢大喊大叫？"爸爸笑着说："还真没想过，不说不知道，还真是跟我的母亲很像。"妈妈也反思了自己的原生家庭，父母对她要求很严格。

心理治疗师邀请双方反思各自原生家庭对自己的影响，继承了家庭的哪些优良传统。爸爸妈妈都认识到原生家庭对自己的影响，很多都表现在自己对孩子的态度上。孩子的爷爷有时会因为儿子不听话动手打孩子，爸爸偶尔不耐烦，也会随手打孩子一下，虽然下手不重，但确实和爷爷的行为很相像。妈妈认为，自己的爸爸妈妈对自己要求严格，自己小时候非常乖，自己写作业，从来没有让父母操过心，觉得儿子不像自己小时候，很担心，感觉很烦。

爸爸妈妈同时认识到，孩子的课后作业确实不少，妈妈给孩子布置了练字帖、弹琴、游泳等。孩子说自己很累，每天要做很多事情，所以就不想写作业了，就会拖拉。

9. 第9次治疗

爸爸妈妈单独前来，主要讨论孩子课后作业太多的问题，爸爸指责妈妈过于望子成龙，要求孩子每天练习字帖，过度辛苦。妈妈指责爸爸从不去学校和老师沟通，每次自己去见老师都很害怕。心理治疗师分别共情，请他们思考：此时此刻发生在治疗室的事情，在家里也会发生吗？爸爸妈妈认识到，在家里，虽然不怎么争吵，比较和睦，其实相互之间还是有抱怨。现在孩子在学校表现好了，在家也基本能按时完成作业了。孩子这次期末考试的成绩非常好：语文95分，数学99分。

妈妈认识到，以前确实把孩子盯得太死。爸爸谈到因为担心老是表扬孩子、不直接指出错误的话，会让孩子误以为自己是对的，不能改正错误，所以很少夸奖孩子，顶多说继续努力。

心理治疗师请爸爸妈妈回想自己小时候被父母责骂时的感受，邀请他们思考生活中有没有孩子愿意接受爸爸妈妈建议和指导的时候。

10. 第10次治疗

爸爸妈妈单独前来，谈到孩子的学习成绩好了，做作业不拖拉了，爸爸第一次参加家长会，还得到了老师的夸奖。

爸爸妈妈谈到对孩子教育理念的不一致：爸爸认为成绩不是太重要，自己小时候也糊里糊涂，但大了懂事了，学习成绩自然就好了。

妈妈认为做事就要做好，不能马虎。双方治疗中各执一词。心理治疗师引导爸爸妈妈思考：如果在家庭生活中，爸爸妈妈各执一词，孩子会怎么做。爸爸妈妈认识到孩子有时会偏向妈妈，关注妈妈的情绪，有时候会拉着爸爸，甚至打岔，以哭闹的形式吸引爸爸妈妈的注意力。

心理治疗师提问："你看你们都很有道理，你猜猜看，当你们在家这样时，孩子会怎么看？如果孩子不是这么跳来跳去，你们会到治疗室来谈家庭关系吗?"

爸爸妈妈认识到,其实孩子有时候就是钻了爸爸妈妈意见不一致的空子,当孩子不听话时,爸爸妈妈就不吵了,孩子通过症状成功地吸引了爸爸妈妈的注意,让家庭关系和谐了。爸爸妈妈难免有意见不一致的时候,还真不能用赌气、抱怨的方式解决问题,否则孩子又要关注妈妈了。

治疗的后半程,主要和爸爸妈妈讨论:①如何批评、如何赞美孩子,以及已经使用了哪些有效的方法,这些方法是如何起效的,爸爸妈妈现在怎么看当时的方法,有哪些优缺点等;②爸爸妈妈如何沟通、做些什么或者说些什么,对方比较能够听得进去。爸爸妈妈怎么沟通,孩子会比较安静等;③治疗结束后,家庭成员怎样保持现有的和谐。

(四)治疗效果

心理治疗结束时,孩子的学习状态较好,在学校表现也好,能够独立完成家庭作业,爸爸回家早,爸爸妈妈花更多的时间来陪伴孩子,在管教孩子方面能够进行较好的分工和合作,爸爸去学校和老师沟通增多,爸爸妈妈都认识到了夫妻关系和孩子表现之间的联系。

三个月后,对妈妈进行电话随访,妈妈谈到孩子目前学习状态不错,成绩优秀,在家写作业很快,弹琴、练字都停了。仅有一次上课时钻到课桌下面,授课老师指出后,孩子马上改正了。另外,孩子似乎对数学和英语很感兴趣,但是对抄抄写写的语文很反感,问心理治疗师怎么提高孩子对语文的兴趣。

三、讨论和反思

(一)来访者的主要问题

患儿在学校无法遵守课堂纪律,表现为:上课时不能听讲,不能静坐,在教室中跑来跑去,考试时咬试卷,无法完成家庭作业,每天写作业到凌晨,心理科诊断其为"注意多动缺陷障碍"。

注意缺陷多动障碍是儿童中最常见的精神障碍之一。主要特征是:注意力不集中(不能持续聚焦)、多动(与环境不相适应的过多的活动)以及冲动(不通过思考的冲动行为),它可能会破坏学业、社交和工作任务或者功能,甚至会导致发育问题。

约5%的儿童和2.5%的成人患有注意缺陷多动障碍，发生在男孩身上的比例是女孩的2倍。根据DSM-5的标准，症状必须在12岁之前被观察到，持续至少6个月。在儿童中，必须存在至少6种症状，这些症状明显破坏或降低了社交、学业或职业功能。

1.注意力不集中

经常发生以下症状中的6种（对于17岁及以上者，或为5种）：

（1）不能密切关注细节，或在学业、职业任务中犯下粗心大意的错误；

（2）难以持续关注任务或者娱乐活动，例如，在演讲、对话或长时间阅读期间；

（3）当别人对其说话时，看似不在倾听，心思似乎在别处；

（4）不听从指令，不能完成学校作业、家务或工作任务（或能开始任务，但很快就不再关注）；

（5）难以使任务和工作井然有序例如，不能很好地管理时间；工作乱七八糟，缺乏组织；错过工作截止时间；

（6）回避或不喜欢需要持久精神努力的任务，例如，学校作业或家庭作业。年长的青少年和成人回避准备报告以及完成表格；

（7）经常丢失任务或日常生活所需的物品，例如，学校试卷、书本、钥匙、钱包、手机和眼镜等；

（8）容易分神；

（9）遗忘日常任务，例如，做家务、跑腿，年长的青少年和成人或会遗忘回电话、支付账单、按时赴约等。

2.多动和冲动

经常发生以下症状中的6种（对于17岁及以上者，或为5种）：

（1）坐立不安，拍手跺脚，或在座位上扭动；

（2）不能保持坐姿（在教室或工作场所）；

（3）在不适合的地方四处奔跑或攀爬；

（4）不能安静地玩耍或进行休闲活动；

（5）总是"一刻不停地动"，就像上了发条；

（6）说话太多；

（7）在一个问题完整提出前，将答案脱口而出，例如，可能会快速接别人的话，在会谈中急不可待地发言；

（8）难以等待轮到自己，例如，排队；

（9）打扰或侵犯他人，例如，在谈话、游戏或活动中，插嘴或打断；或未经同意使用他人物品。年长的青少年和成人可能会抢过别人正在做的事。

（二）导致来访者问题的主要影响因素

从患儿患病前后的家庭关系的变化来看，患儿患病后将爸爸妈妈的注意力转向自己，让自己成为家庭的"替罪羊"，从而缓和了爸爸妈妈的关系，让家庭处于一种新的平衡状态。并且患儿通过生病，让妈妈不得不减少自己的课外作业，从而让自己获益。爸爸妈妈在夫妻关系、与原生家庭的关系及孩子的教育等方面存在分歧，相互之间有怨恨和不满，但未有效表达出来，只是在管教孩子的时候表达了对彼此的不满和怨恨。而母子关系黏连，当妈妈对爸爸晚归有埋怨、愤怒情绪时，这时孩子就会出来救场，关注妈妈的情绪，陪伴妈妈，并给予安慰，在某种程度上代替了爸爸的职责，用症状控制了爸爸回家的时间，因为被老师请家长后，妈妈会第一时间打电话找爸爸，晚上写作业和妈妈出现冲突时，也是大喊着要爸爸来辅导自己。

从原生家庭的角度来看，爸爸是企业主管，有一定的权力，让妈妈感到有压迫感，爸爸也没有分担家务，让妈妈感觉委屈、不公平。而爸爸担心的是，妈妈会控制不住自己的情绪，从而在家因为孩子的事情大喊大叫，可能会影响邻居，会丢脸，并且可能让他联想到自己母亲不好的一面（大喊大叫）。孩子的症状成功转移了家庭的视线，避免了冲突的家庭关系，让爸爸妈妈不但没有时间，而且也没有精力去加大夫妻之间的分歧，反而让爸爸妈妈因为孩子的事情进行合作。

因此，孩子"生病"以后，家庭获益：①爸爸早归，陪伴妻子和儿子；②爸爸妈妈无暇为家庭琐事争执；③孩子可以不写课外作业。

家庭视角下对家庭的评估：

1.当前的问题

该家庭当前的问题是孩子上小学后无法适应学校生活，出现多动注意障碍，爸爸妈妈感觉无法控制孩子，疲惫不堪，同时被老师批评，非常焦虑，妈妈非常害怕接到老师电话，因为去学校被老师批评，让她感到羞愧、愤怒，爸爸的工作受到影响，常常推掉出差任务。

2.求治过程及转介过程

爸爸妈妈带孩子去综合医院求治，综合医院转介来专科医院，诊断为"注意缺陷多动障碍"。因服用药物后出现药物反应，并且症状没有缓解，故停药，精神科医师建议来做家庭治疗。

3.家庭系统

这是个核心家庭，爸爸妈妈和孩子单独居住，爸爸与自己的父母联系不多，仅仅节假日去探望，妈妈和自己的娘家人来往较多，有时会请父母和姐姐帮助接送孩子，对娘家人的事情比较用心，而丈夫有时拒绝为妻子娘家人帮忙，让她感到愤怒。这个家庭的模式是妈妈与孩子的关系过于密切，较为疏远的爸爸则处于一个关键性位置上，孩子出现状况，妈妈第一时间会打电话给爸爸。妈妈注重情感，与原生家庭以及核心家庭的成员联系密切，因为丈夫的疏远而沮丧，转而追随孩子，每天花大量时间和精力让孩子学习很多东西。而孩子对妈妈的心情非常敏感，从而陷入三角关系，开始以注意缺陷多动障碍来把爸爸妈妈拉到一起，或者让他们为解决自己的多动症状而发生争吵。孩子很关注妈妈的情绪，当妈妈情绪不好或哭泣时，孩子会递纸巾，以干扰和缓解妈妈的情绪。

4.家庭生命周期

在这个家庭中，孩子离开幼儿园开始了新的学习，意味着爸爸妈妈需要调整自己的育儿方式及与孩子沟通的方式，整个家庭都需要适应新环境，做出调整。

5.家庭结构

爸爸因工作原因，在家的时间较少，夫妻关系疏离，常常因琐事及孩子学习的事情相互指责和埋怨，夫妻亚系统相对不紧密，而母子亚系统相对过于紧密，界线模糊。孩子为了保护妈妈、保护家庭，做出一系列意识及潜意识层面的言行举止：不让爸爸妈妈有手牵手等一系列身体接触、无法在学校安心上课、做作业时与妈妈发生争执等，以此吸引爸爸妈妈的注意力，让爸爸回归家庭，有更多的时间陪伴家人。孩子充当了家庭的"替罪羊"，也是爸爸妈妈关系的守门员，用自己的症状让爸爸妈妈获得一个反思家庭关系的机会。

6.沟通

在这个家庭的亲子关系中，孩子更多地用症状来表达对关系的需要。而在夫妻关系中，有疏离也有冲突，丈夫应酬晚归、对家务回避、对为亲戚提供帮助有抱怨、借口工作忙、逃避家庭关系，妻子感觉愤怒时就大喊大叫、哭泣，进一步让丈夫退避甚至试图阻止妻子的喊叫，让妻子感觉被嫌弃、受冷落，进而再次发生争执。并且这个家庭中的爸爸妈妈无法和孩子沟通，忽视孩子的需要和感受，只是一味地逼孩子学习，而孩子在丧失语言化表达自己感受的机会后，只能使用躯体症状来表达。当妈妈一次次被老师请到学校被批评后，她感觉再也无法承受来自老师的压力，觉得丢人。爸爸认为不能让家庭影响工作。因此，爸爸妈妈都有较强烈的廉耻感，不愿意被指责和批评，并把攻击、愤怒、羞耻感投射到对方身上，在管教孩子方面，未能很好地合作，而是轮流上阵，行为上表现为夫妻在沟通中常常是指责和批评对方，而夫妻的各自为政、分离造成的鸿沟和怨恨并没有真正地被表达出来。

7.家庭暴力及性虐待

这个家庭并没有暴露出有家庭暴力和性虐待事件。但丈夫喝酒晚归时，妻子很焦虑，认为丈夫酒后言行比较任性，"耍酒疯"，而孩子误认为爸爸酒后与妈妈发生争执是在欺负妈妈，因此挺身而出，用症状吸引爸爸早归。

8.婚姻外关系的卷入

这个家庭并没有暴露出婚姻外关系。

9.性别

这个家庭对家务和孩子管教等方面存在性别差异，丈夫不太愿意过分卷入家庭生活，认为照顾儿子并辅导儿子学习的事情由妻子出面即可，而且跟班主任沟通没必要自己出面，只要妻子不要太在乎老师的批评就没问题，自己只需要负责把工作做好就行了。妻子认为，自己操持家务不容易，孩子又如此多动，天天被老师请家长，需要丈夫的介入。当丈夫一直拒绝跟班主任见面，并且抱怨妻子无法承受焦虑只会哭泣时，妈妈感觉愤怒、委屈，认为自己已经承担很多，觉得丈夫做事太主观，由此感觉失望和愤怒。

10.家庭文化

这个家庭里的爸爸妈妈都来自普通工人家庭，爸爸的原生家庭对孩子的管教常常是以打骂为主，爸爸小时候也比较淘气，小学学习成绩较差，初中以后学习成绩才好点，到了高中后开始更加努力的学习。因此爸爸认为，孩子小时候不需要过多关注他的学习成绩，养成好习惯就可以，那些练字、学琴等课程不需要太多。妈妈的原生家庭对孩子要求严格，妈妈小时候比较乖、听父母的话，因此认为儿子也应该懂事、自觉提高学习成绩，多练习英语、字帖、弹琴等。

（三）如何处理来访者的问题

在本案例的治疗中，心理治疗师主要使用的家庭治疗技术如下：

1.多边结盟

试图把爸爸拉入家庭关系中，当孩子暴露家庭关系的细节时，注意爸爸妈妈的感受，支持爸爸妈妈，尤其注意跟爸爸共情。

2.中立

对家庭成员的观点，心理治疗师试图保持中立和多边结盟的立场，不卷入评价、解释和冲突之中。

3.循环提问

心理治疗师不用一种确定的观点去指导家庭成员认识和寻找自己的问题，而是通过循环提问，引导他们认识到家庭成员间的关系及互动模式对孩子症状的影响（如，家庭成员做了什么从而帮助维持了孩子的症状），系统地寻找爸爸妈妈和孩子在行为、关系、感知以及解释同一事件的不同方法中的差异，解释联系家庭成员和维持系统平衡的因素。（如：寻找例外提问、差异性提问、前馈式提问和奇迹询问让家庭意识到、发现自身的资源等。）

4.正性赋义

对家庭表现出来的"问题"，重新换个解释，让其不再被视作"问题"，而是一种资源。

5.家庭雕塑

利用玩偶进行家庭雕塑，从而获得对家庭成员之间关系的一种比较形象的展现，容易被家庭成员接受，同时也能够让家庭成员和心理治疗师获得直观的认识。

6.家庭作业

秘密红账和赞美，让家长将注意力放在家庭成员的积极面，学会正性赋义，获得对症状新的理解。

（四）反思

该案例中的孩子是典型的"替罪羊"，也是家庭的守门员，同时孩子也是在家庭治疗中最活跃的一个，爸爸妈妈在治疗初始阶段，只谈论孩子的症状，不认为孩子的问题与家庭关系有关联，也不愿暴露更多家庭关系的细节。在前4次治疗中，心理治疗师一直在努力将孩子的症状与家庭关系联系起来，每次谈话进入僵局，都是孩子抢答解围，引入新的话题，向心理治疗师显示家庭关系，比如，当谈到如果奇迹发生了，家里会是什么样子？爸爸说："会快乐些。"这时孩子又抢答："你们俩再也不会为我吵架了。"孩子还谈道："爸爸晚归，妈妈会生气，我会安慰妈妈'他不回来就算了，明天让他迟到去'。"而爸爸妈妈可能由于害怕丢脸，治疗的初始阶段并不愿意暴露家庭矛盾及家庭沟通的细节，妈妈也只在爸爸出门接电话的空档，向心理治疗师嘀咕："他看不起我娘家人。"从第7次治疗开始，爸爸妈妈开始认识到孩子的症状与家庭关系之间的联系，同时也发现，夫妻关系的暴露也不够充分，而且在妈妈偷偷告诉心理治疗师爸爸看不起她娘家人时，心理治疗师由于经验不足，并没有采取措施促进双方对夫妻的深层关系进行思考。在最后一次治疗的后半程，心理治疗师接受了爸爸妈妈的投射——不愿意讨论夫妻的深层关系问题。心理治疗师没有抓住机会解决爸爸妈妈之间的沟通问题，没有能够就原生家庭模式来深入探讨深层夫妻关系及沟通模式，这是本次治疗的重要不足之处。

（凌云熹　葛　毅）

第五部分　叙事治疗

叙事治疗概述

　　叙事治疗属于后现代心理治疗，是心理咨询师（心理治疗师）运用适当的方法，帮助当事人找出遗漏片段，以唤起当事人改变内在的力量的过程。叙事治疗对"人类行为的故事特性"，即人类如何通过建构故事和倾听他人的故事来处理经验感兴趣。它摆脱了传统上将人看作问题的治疗观念，透过"故事叙说""问题外化""由薄到厚"等方法，使人变得更自主、更有动力。

　　叙事治疗的创始人和代表人物为澳大利亚临床心理学家麦克·怀特及新西兰的大卫·爱普斯顿，他们于20世纪80年代就提出此理论，20世纪90年代叙事治疗开始大为流行，麦克·怀特和大卫·爱普斯顿在其代表作《故事、知识、权力——叙事治疗的力量》一书中，系统阐述了他们有关叙事治疗的观点和方法。

一、叙事治疗的哲学观与理念

　　一般我们会认为，故事就是经历了什么事件及人的反应。但往往会忽视故事是根据什么架构而来并赋予意义的，而这些往往和社会传统文化密切相关。所以，叙事的思维会看到人们的生活其实是透过故事来塑造人们的日子，塑造人们到底是谁，也塑造了人们的关系。基于此，叙事治疗师就不能仅仅停留在听故事上，而应该考虑故事是怎么来的，怎么发展的？发展的顺序和脉络是怎样的？故事中的情绪和情感是什么样的？故事在不同的关系中的含义可能是什么？来访者在叙说故事的背后还有很多没法看到的故事，往往这些故事已经被所说的故事给绑架。故事背后反映的价值和渴望是什么？故事显现的知识与技巧是什么？故事的陈述对人们的自我认同的影响如何？

二、叙事治疗的观点

1. 人≠问题

后现代学派跟古典学派不同，古典学派重视诊断人的问题，分析人的问题，解决人的问题，将问题看成是个体内在品质的一种外在表现，而叙事治疗的观点则提倡对人的尊重，将问题和人分开，问题是问题，人是人。谈话的方向即支持个案在问题和自我之间建立合适的关系。

2. 每个人都是自己的问题的专家

从后现代主义的视角出发，叙事治疗相信，每个人都是自己的问题的专家。

不管遇到怎样的困难，我们仍然能够走到今天，这表明一定是有一些资源在支撑我们，这些资源本来就蕴藏在我们自己的生活中，将这些积极资源调用起来，我们就有可能找到不一样的生命故事，之前的问题也就解决了，所以我们都是自己的问题的专家。

3. 放下主流文化的量尺

叙事疗法的创始人麦克·怀特说："个人问题的形成，有很大因素与主流文化的压制有关。" 社会文化通过引导社会评价体系来塑造社会成员的行为（如，什么样的人才是成功的？什么样的行为才是对的？什么样的生活才是幸福的？），社会成员间的相互对比成为个体社会化的主要途径。文化主流总是有一定的压迫性，其忽略了个体生活的丰富性，将原本丰富多彩的生活压缩为单薄的"例行公事"，很多人对自己的消极结论就是在文化的大背景中形成的，换一个背景，该结论将不复存在。

4.较期待的自我认同

当个体完全用主流文化价值观作为评判自己行为的唯一标准时，个体往往只能看到那些符合或者不符合主流文化标准的行为，将其他行为视而不见。如个体认为自己的行为长期都不符合（达不到）社会主流文化标准，那么其就有可能形成消极的自我认同，认为自己是不好的，认为自己是有问题的。但是实际上，任何生活事件都有多元的意义和价值，一件事情可能既是消极的又是积极的，将生活事件的多元意义的丰厚性展示出来，个体就更有可能在其中选择符合自己价值判断的意义，进而感到自己的人生是主动的，改变自身被动面对问题的策略，从而形成适合的符合自身体验的自我认同。

5.寻找生命的力量

叙事治疗就是帮我们把问题和人剥离开，将问题"外化"，解构主流文化对我们的影响。叙事治疗认为，每个人都是面对自己的问题的专家，都是生命的主人。虽然很多问题还没有找到答案，但是慢慢地去走、去看，我们一定会找到属于生命的力量。

三、叙事治疗的主要方法

1.故事叙说——重新编排和诠释故事

叙述治疗主要是让当事人先讲出自己的生命故事，以此为主轴，再透过治疗者的重写，丰富故事内容。好的故事可以产生洞察力，或者使那些本来只是模模糊糊的感觉与生命力得以彰显出来，为自我或我们所强烈地意识到。面对日常生活的困扰、平庸或是烦闷，把自己的人生从不同的角度来"重新编排"，编成一个积极的、自己的故事。有时在故事中还需要加入"重要他人"的角色，从中寻找新的意义与方向，让当事人能够清楚地看到自己的生命过程。

2.问题外化——将问题与人分开

叙事治疗的另一个特点是"外化"，也就是将问题与人分开，把贴上标签的人还原，让问题是问题，人是人。如果问题被看成是和人一体的，要想改变相当困难，改变者与被改变者都会感到相当棘手。问题外化之后，问题和人分家，人的内在本质会被重新看见与认可，转而有能力与能量去解决自己的问题。

3.由薄到厚——形成积极有力的自我观念

叙事治疗的辅导方法，是在消极的自我认同中寻找隐藏在其中的积极的自我认同。叙事治疗认为，当事人积极的资产有时会被自己压缩成薄片，甚至视而不见。如果将薄片还原，在意识层面加深自己的觉察，这样由薄而厚，就能形成积极有力的自我观念。

在叙事治疗中，心理咨询师（心理治疗师）最常问的一句话是："你是怎么办到的？"随后，会将焦点放在当事人曾经的努力或他内在的知识和力量上，引导他走出自己的困境。

（杭荣华）

案例：接纳不完美的我

——一则双相情感障碍康复期大学生的叙事咨询案例

一、个案介绍

基本信息：来访者，女，20岁，大二学生。体型正常，身高1.68米，体重58kg。家住城市，独生女。父亲45岁、国企干部，母亲44岁、中学教师，父母均是大专文化。

对来访者的初始印象：外表整洁、靓丽，有艺术气质。言语流畅，思路清晰，语速中等。有目光接触，动作自然，开放信任。

求助的主要问题：来访者于半年前发现自己的情绪时有起伏，有时兴奋、自信，享受自然；有时情绪低落、感到自卑，觉得自己不如别人，什么事情都做不好。寒假期间去当地精神病院就诊，被诊断为"轻度双相情感障碍"，并遵医嘱持续服用药物拉莫三嗪片。来访者自感情绪起伏明显好转，处于较为稳定的状态。来访者自觉性格上比较完美主义、胆小、谨慎，常因有两种矛盾的想法而困惑。前来咨询是想探讨自己为何会患双相情感障碍，能否改变自己的性格并更好地控制自己的情绪，提高自己的人际交往能力，获得自我成长。

成长史和重要事件：来访者自小由外婆带大，外婆性格隐忍，专门为人，从不为己，以别人的意愿为主导而不考虑自己的感受，但外婆非常开朗和快乐。来访者认为，自己的性格受外婆的影响较大。外公兄弟姐妹4人，其中有2个出现精神问题，具体病症不详。

初中的时候，班上有两位男同学总是欺负来访者，给她起外号"笨猪"，以致于所有认识她的同学都叫她这个外号，而来访者对此非常反感和厌恶。面对同学的欺负和嘲笑，来访者觉得很难过，学习成绩下降，但不敢与之反抗，觉得自己很胆小懦弱，害怕破坏与同学之间的友谊。最后实在受不了了，来访者告诉所有人不要这样叫她，因为很讨厌这个外号，然后就没有人再这样叫她了。

高二的时候，来访者想要通过控制饮食来减肥，结果发现自己失去了对食物的控制能力。出现过几次暴食行为，自觉已经吃饱了，可是就是不可控制地进食。暴食行为让来访者很焦虑，对待食物变得更加敏感，对不能抵抗食物的诱惑产生强烈的挫败感。

以往诊疗经历：大一下学期开始，来访者自觉一学期情绪跌宕起伏，心情有时候特别兴奋有时候特别低落，完全像两个人，一学期（四个多月）波动了4个周期。后来上网查资料感觉自己像是"躁郁症"的表现，故放寒假回家要求妈妈带其到当地医院就诊，医生诊断为"轻度双相情感障碍"。后一直服用拉莫三嗪片，早晚各1片。服药后，来访者自感症状减轻，情绪波动较小，偶尔会有一些没有理由的情绪起伏。

但来访者一直想了解自己患"双相情感障碍"的原因，进行自我分析后，觉得自己的性格比较胆小、谨慎、懦弱、隐忍、完美主义，不知道自己的性格缺陷是否与自己患病有关，故想通过咨询弄清楚。而且，来访者觉得自己在人际交往方面存在困难，希望和那些看上去"完美"的人交朋友，但在他们面前很自卑，不知道该怎么相处；而对那些"普通"的人又有些看不起，不愿和他们交往，以致于感觉很孤独，没有朋友。来访者希望通过咨询能改善自己的人际关系，并能更加清晰地认识自己的疾病，从而管理好自己、完善自己。

二、咨询过程和效果

（一）咨询设置
每周1次，50分钟/次，共10次。学校心理中心咨询，免费。

（二）咨询目标
根据来访者的自诉，心理咨询师和来访者共同商定咨询目标，首先是聚焦于来访者迫切想了解的"自己为何会患双相情感障碍"及解决人际交往的困扰，初步拟定为咨询的短期目标；其次来访者希望自己的"双相情感障碍"可以治愈，即使未能治愈，也能够接纳疾病，完善自己的心理，更好地学习和生活，拟定为咨询的远期目标。

1.短期目标
共同探讨双相情感障碍的病因，解决人际交往的困扰。

2.远期目标

来访者更加了解自我、完善自己的性格，接纳疾病的同时更加满意地生活。

（三）咨询方法及过程

选择叙事治疗。叙事治疗认为，每个人都是面对自己的问题的主人。个人问题的形成，在很大因素上与主流文化的压制有关。让来访者先讲出自己的生命故事，以此为主轴，心理咨询师通过"外化"问题，解构主流文化对我们的影响，唤起来访者改变的内在力量，帮助来访者找出生命故事中的遗漏片段，发展出双重故事。来访者对自己充满自信，相信自己有能力并且更清楚解决自己困难的方法，重新检视自身的生活，重新定义生活的意义，进而回到正常的生活。

本案例中，通过来访者的叙述可知，来访者看到的是自己性格上的不足：胆小、懦弱、被动、讨好；面对优秀的人自卑胆怯，面对"普通"的人又看不起；敏感、焦虑、难以控制饮食、情绪波动很大，被诊断为"轻度双相情感障碍"。这些都是她生命中的问题故事，面对这些"问题"，来访者觉得困惑、无力。通过叙事治疗，将来访者与上述的"问题"分开，使来访者看到自己在"问题"之外的力量，重新审视自己，提高自我认同，发展出新的故事，即来访者是有能力有信心去应对生活中的各种"问题"的，看待自己及他人更加包容，心平气和地对待生活中众多的不完美，重新定义生命的价值，更加满意地生活。

整个咨询大致分为三个阶段，具体操作过程如下：

1.开始阶段：建立关系与确立目标（第1~2次咨询）

（1）目的：获取来访者的信任，建立良好的咨询关系；收集资料，对来访者进行初步评估；协商期望，确立咨询目标。

（2）过程：主要运用倾听、共情、积极关注、开放式的提问、支持等基本技术，取得来访者的信任，建立良好的咨询关系。向来访者介绍咨询的设置，包括咨询的时间、频率、次数、预约及咨询方式等；向来访者申明保密原则及保密例外，与来访者签署咨询协议。

收集来访者的信息，了解来访者的基本情况、疾病发生的具体过程、求治经历、医学检查结果及用药情况。在心理咨询师的指导下，来访者填写《咨询效果问卷》，测试来访者在咨询前的身心基本状况。

向来访者介绍"双相情感障碍"需要通过药物治疗和心理咨询相结合的方式来消除症状，以达到治愈的目的，给来访者战胜疾病的信心与希望。详细了解来访者目前的状况，不断澄清问题，与来访者协商期望，并确立咨询目标，包括咨询的短期目标与长期目标。

2.中期阶段：问题解决与自我成长（第3~8次咨询）

（1）目的：进一步收集来访者的资料并对来访者的问题进行分析与理解；外化来访者的问题，解构主流文化对来访者的影响，启发来访者领悟并发展出新的生命故事；丰厚来访者生命的意义，强壮来访者的自我认同，帮助来访者悦纳自我与他人，并不断成熟与完善。

（2）过程：主要运用倾听、共情、支持、赞美等基本技术进一步建立咨询联盟。通过外化的技术，将来访者与"双相情感障碍"分开，陪伴来访者一起探讨"双相情感障碍"是什么时候来到来访者生命里的，是在怎样的情况下到来的，它的到来使来访者有怎样的感受，对来访者有哪些影响，对来访者与周围人的关系有什么影响等。不断地贴近来访者的感受，和来访者一起分析其患"双相情感障碍"的原因。并告之来访者从医学的角度，"双相情感障碍"的病因目前尚未明确，可能与多种因素有关，试分析来访者的发病过程中可能的重要影响因素，如遗传因素、心理社会因素等。

将完美主义、胆小、隐忍、懦弱等来访者眼中的性格缺陷外化，解构主流文化对优秀学生的高自我要求与做事尽善尽美的影响，让来访者发现自己原本不满意的学习、人际和生活状态背后自己的付出、自己的不容易、自己的好。来访者最终发现自己在学业方面已经做得很好，与人交往也是很勇敢的，能够为了保护自己大胆地与别人反抗，是个非常自信、敢于表达自己、保护自己的人。当来访者越来越相信自己有能力、越来越自信、越来越接纳自己时，来访者的择友观也慢慢发生了改变，不再是只与看似"优秀"的人交往，来访者开始能接纳更多的人，愿意尊重每个人的存在而与之交往。交往时，不再因对方"优秀"而贬低自己，也不再因对方"普通"而看轻别人，交往变得平等、自然、顺畅。

通过贴近来访者"双相情感障碍"抑郁发作与躁狂发作的情感体验，

来访者发现不同状态的体验能够帮助自己在当下（恢复期，情绪平稳）更深地理解人生及生命的意义。当来访者发现疾病本身原来是对自己有益处的，给自己新的机会去体验不同的生命状态时，来访者更加看重疾病，更加珍惜疾病，相信疾病本身就是资源，给自己带来了更多的成长力量。来访者学会在当下既可保持较高的自尊水平又可放下心中的完美，既可与不同的人自然交往又可不计较对方是否足够"优秀"。来访者越来越觉得自己没有那么糟糕，不再那么地苛责自己，更加接纳不同状态的自己，接纳不够完美的自己，越来越认同自己。最后来访者愿带着一颗感恩的心去看待周围的一切，尊重每个生命的存在与价值。

3.后期阶段：准备分离与预防复发（第9~10次咨询）

（1）目的：评估咨询效果，判断咨询是否可以结束；巩固咨询效果，预防复发；处理分离焦虑，结束咨询。

（2）过程：来访者反馈现在的情绪比较稳定，能够更加现实地接纳自己，不再追求完美，可以接纳自己的疾病，并能更加心平气和地对待它，对待自己与他人，尊重每一个生命存在的价值。来访者觉得自己在与人相处时更加地自尊、自信、舒服与顺畅，学会了自我照顾，更好地遵从自己的内心。

心理咨询师对来访者的这些反馈表示赞美，并和来访者商量咨询效果。首先，来访者觉得咨询很有效，对自己的帮助很大，原来的情绪症状减轻、矛盾与纠结减少、与人交往更加自信、整体自尊水平提高。来访者表示已经接纳了自己的疾病，并相信今后即使症状起伏变化自己也能较平和地对待，把情绪起伏或症状的出现看成是自己体内的生物递质出了问题，带着"疾病"继续生活。其次，心理咨询师根据学者张日昇提出的评估标准对来访者的自我接纳、接纳他人、症状缓和、对将来的志向性增强、能接纳他人的评价和对心理咨询师的客观态度等方面进行了评估，发现来访者在这些方面都有了明显的改善。最后，来访者在心理咨询师的指导下填写《咨询效果问卷》和《工作联盟问卷》，评估咨询的效果与工作联盟状况。

心理咨询师与来访者商量咨询接近尾声要准备结束，来访者表示没想到咨询这么快就要结束了，有些不舍得，并最终商定何时结束。虽然咨询效果明显，基本达到咨询目标，但考虑到来访者未来自己独立面对生活可能效果较难持续，心理咨询师一方面建议来访者遵医嘱定期随访与服药，另一方面不断肯定来访者，丰厚来访者的生命意义，强化来访者的自我认同，通过巩固咨询效果，以期来访者今后能够更好地生活，预防复发。

（四）咨询效果

来访者自认为咨询对自己的帮助很大，情绪比较稳定，能够接纳疾病，接纳自己的不完美与人格"缺陷"。来访者自尊心提高，能够更好地与人交往，尊重每个生命的存在。愿意带着疾病活在当下，遵循自己内心的需要，心平气和地生活。通过咨询基本达到咨询目标。

心理咨询师通过对来访者自我接纳、接纳他人、症状缓和、对将来的志向性增强、能接纳他人的评价和对心理咨询师的客观态度等方面进行评估，来访者均有明显改善。

《工作联盟问卷》在第1次咨询后得分是44分，在第4次咨询后得分是50分，在咨询结束时得分是60分；《咨询效果问卷》在第1次咨询后得分是101分，第4次咨询后得分是96分，在咨询结束时得分是91分。结果表明，咨询的工作联盟越来越巩固，咨询效果较好。

三、讨论和反思

（一）来访者的主要问题

来访者前来咨询时处于"双相情感障碍"康复期，咨询的目标是想探讨自己为何会患双相情感障碍，能否改变自己的性格并更好地控制自己的情绪，提高自己的人际交往能力，获得自我成长。

在叙事治疗中，来访者诉说的主要问题就是她的问题故事。在本案例中，来访者自觉性格胆小、懦弱、隐忍，对待陌生人或同学的欺负都不敢反抗，与人交往时常讨好对方。在人际交往方面受挫，感觉自己很孤独。自觉压力大，情绪常有波动。来访者无法接纳自己，觉得无法控制好自己的情绪，也无法与人很好地相处。

（二）导致来访者问题的主要影响因素

来访者在述说自己的困扰时，常常会提及自己的"性格缺陷"，如胆小、懦弱、敏感、隐忍、完美主义、时常自卑等。这些都体现了来访者有着较低的自我认同，来访者内心觉得自己不够好，并不能同意自己的不足，要求自己要做到完美，而凡事又做不到完美时就会产生困扰。因追求完美，要求自己做到完美，故也想和完美的人交往。当与之交往时，觉得自己不如别人，非常自卑，难以自然交往。因追求完美，常看不起不如自己的人，觉得自己不应该与他们为伍，而又缺乏朋友。故在人际交往方面受挫，感觉自己很孤独。在自我成长方面，正由于来访者对自己要求非常严格，已经做得很好的事情仍然觉得自己做得不够好，常常给自己压力，故情绪常有波动。总之，在来访者眼中，自己是胆小懦弱的人，在人际交往中处于弱势或讨好别人的地位，做事总是做不好等，来访者并没有看到自己背后的力量与资源。

（三）如何处理来访者的问题

1.病因探究

来访者想要探究自己患双相情感障碍的原因，帮助其了解本疾病目前的病因未明，可能与多种因素有关：①遗传因素：来访者可能存在家族遗传素质，外公的兄弟姐妹中有过精神问题史；②心理因素：来访者因自身比较优秀常能体验到自己的优越感及自身与众不同的天赋与能力，但又凡事追求完美对自己过分苛责，常常体验到自己的不足，逐渐形成既自信又自卑的性格，高涨或低落的情绪也常随对自己不同状态下的评价而发生起伏变化。

2.人际关系改善

让来访者看到在以往的人际交往过程中，来访者在胆小、懦弱、被动、讨好的背后也是有勇敢、主动的力量的。如来访者面对同学的欺负是有反抗的，当所有同学都叫她"笨猪"时，来访者也是能够勇敢地直面所有人。让来访者对自己在人际交往中的无能和懦弱的评价改写为来访者是有勇气面对任何人的，是有力量保护自己的。

来访者的躁狂发作和抑郁发作的历程，让来访者更好地体验到自信和自卑时与人交往的感受。让来访者"我是一个病人"的自我标签改写为"疾病给了我更好地体验不同情感及与人交往的机会"，使来访者在恢复期更能接受现实，放下完美主义，接纳不够完美的自己，接纳不够完美的朋友，并学会平等地与各种人相处。

3.自我发展与完善

来访者认为，自己性格上的缺陷、完美主义、暴食行为、人际交往困扰及双相情感障碍等都是来访者生活中的问题或困境，给自己带来了很大的挑战。将来访者与这些"问题"分开，让来访者正视"问题"，并学会珍视"问题"所带给自己的好的影响。让来访者领悟到"问题"会教会自己放下心中的不完美，顺应内心的需要，接纳现实状况，从而更加接纳自我、接纳现实、珍爱自己、珍爱问题。来访者愿意更加现实地接纳自己的全部，同意自己的不完美，自我认同不断强化，不断走向成熟。

（四）反思

1.个案是否适合咨询

双向情感障碍属于较为严重的精神疾病，故本案例中的心理咨询师能否接待来访者，能否对其进行心理咨询存在着一定的疑虑。且本案例在心理咨询中也较一般心理问题处理起来更加复杂与困难。

在初次接待个案时，心理咨询师对其进行了整体评估。个案已经接受医学治疗，目前处于疾病的恢复期（巩固期），症状已基本缓和，此时接待来访者是符合《精神卫生法》的。同时，来访者此时病情稳定，认知功能良好。在咨询中，心理咨询师不断询问来访者有无遵医嘱服药、精神症状改善的情况等，都是在确保心理咨询能够正常进行。

2.叙事治疗运用的反思

在叙事治疗运用的过程中，当来访者诉说自己的问题、糟糕的状况时，"外化"的技术能够很好地帮助来访者与问题分开，能够有机会让来访者思考问题是怎么影响自己又给自己带来了怎样的好处，最终使来访者发展出以往没有看到新的故事。在这个过程中，想要顺利地达到最终的目的其实是非常难的。而最重要的第一步，就是能够好好地贴近来访者，和来访者的情绪在一起，和来访者的"问题"在一起，好奇来访者诉说的一切，陪着来访者的感受一起面对"问题"。因为在咨询的一开始，心理咨询师在还没有好好贴近来访者的情况下，就急于引导来访者发现问题给自己带来的好处，想推动来访者，可是会有些受阻。经过调整，发现还是要好好地贴近来访者，才能启发来访者有更多不同的思考和认识。

叙事治疗在以往多运用于各种心理问题、心理障碍群体，如家庭冲突、学业困难、创伤等。通过此个案发现，叙事治疗也适合于精神疾病康复期的治疗，对来访者了解疾病、接纳疾病有较好的效果。

（王　欣）

第六部分　隐喻治疗

隐喻治疗概述

一、隐喻与隐喻治疗

隐喻（Metaphor）一词源自希腊语 metaphora，意为"传递"，隐喻是一种修辞手段，用一个词或短语指出常见的一种物体或概念以代替另一种物体或概念，从而暗示它们之间的相似之处，是比喻的一种。

隐喻治疗（Metaphor Therapy）是心理咨询师（心理治疗师）为来访者"量身订制"的以隐喻性故事为媒介，帮助来访者主动发现故事中和自己的问题情境对等的因素，扩展解决问题的视角，发掘新的资源，领悟故事的言外之意，从而调动来访者的潜能，促进来访者改变的一种疗法。

隐喻作为有意识和无意识思维过程的自动产物，对于探索个人意义来说是一种重要的治疗工具，是深度心理治疗的基础。关于隐喻的分类方式有很多，根据功能和来源分类对临床应用最有意义，可以指导心理咨询师（心理治疗师）选择何种隐喻，并且清楚隐喻从何而来。Lankton CH 根据功能将隐喻分为匹配型隐喻和资源型隐喻，匹配型隐喻的目的就是将隐喻故事中的人物的问题和来访者的问题匹配起来，以便让故事中的人物进入治疗过程且获得一个结果。资源型隐喻的功能是找出对治疗有帮助的资源，进而将它们用于解决问题。George W.Burns 根据前人的研究，将隐喻根据来源不同分为来访者生成型隐喻、治疗师生成型隐喻、合作型隐喻和体验式隐喻。来访者生成型隐喻是指来自来访者自己的隐喻；治疗师生成型隐喻是指由心理治疗师创造出来用以匹配来访者的情况和预期疗效的隐喻；合作型隐喻是由来访者和心理治疗师共同积极地构建并加以利用的隐喻和故事；体验式隐喻是指隐喻不仅可以在心理咨询室里的故事中呈现，而且它还可以是带有隐喻意图的体验式任务。其中，体验式隐喻潜在的力量更为强大，Lakoff 和 Johnson 提出，隐喻具有体验性，日常生活中经验的积累成为我们头脑中的意象图式，这是形成隐喻的基础。

在日常生活中，我们常常借由说故事来表达或传递一些心情与想法。对于自己，当我们有所担心或疑惑时，隐喻故事是一个很好的内在沟通方式；对于日常生活中的他人，隐喻可以是一种沟通工具，让我们更加了解彼此，并且我们可以借助隐喻传达在意识层面上无法有效传达的信息；对于有心理困扰的来访者，也可把隐喻运用在心理咨询中，帮助来访者在听故事的过程中被了解、被陪伴，让来访者有新的能量和领悟，从而打开心结，找到出路。

二、心理咨询（治疗）中隐喻的实践意义

1.隐喻有助于建立良好的咨询（治疗）关系

在咨询（治疗）中运用隐喻，给来访者提供了一种自由的氛围，无意中拉近了咨访双方的距离，增加心理咨询师（心理治疗师）与来访者彼此之间的信任感和亲密感，而且还可以建立良好的咨询（治疗）关系，这是咨询（治疗）成功的前提条件。

2.隐喻可以直接作用于来访者的潜意识层面

在心理咨询（治疗）过程中，来访者与心理咨询师（心理治疗师）在言语与非言语层面做无意识或有意识的交流，当心理咨询师（心理治疗师）的暗示与来访者的价值体系发生冲突时，来访者便会以强烈批判的防御态度产生阻抗。而隐喻的好处就在于故事本身不具有威胁性，而且引人入胜，以间接的方式传递促使来访者改变的信息。所以，隐喻可以绕过理性，接受隐喻的暗示，主动介入隐喻意义赋予，并选择与自己有关联的部

分来激发内在的改变，从而达到应有的咨询效果。

3.隐喻使心理咨询师（心理治疗师）晦涩的言语易于被来访者理解与领悟

心理咨询（治疗）理论中有许多语言是不容易被来访者领悟的，尤其是当心理咨询师（心理治疗师）采用专业术语来进行干预时，会让来访者产生强烈的挫败感，不利于来访者问题的解决。而通过隐喻，将一些晦涩难懂的言语变得简单明晰，从而让来访者容易理解与领悟。

4.隐喻可以增强来访者自主解决问题的能力

隐喻通常以人所面临的某个问题或挑战开始，通过探察内在的冲突及解决方法来了解来访者的内心世界及解决问题的能力。当来访者融入隐喻故事情节之后，也同时会参与到问题的解决之中，这在之前是来访者所没有想到或是认为永远做不到的。另外，隐喻给来访者提供了更多的选择和开放的空间，通过隐喻传授给来访者解决问题的能力与策略，教给其探索问题的新视角，然后让来访者根据自己的需要做出选择，增强自主决策的能力。

三、隐喻在咨询（治疗）实践中的应用

心理咨询师（心理治疗师）可以巧妙地帮助来访者停留于他自己的隐喻意象中，从而让来访者能够继续发展他自己创作的故事。一旦来访者构建了一个新故事，心理咨询师（心理治疗师）就要引导来访者为这个故事创造一个解决办法。来访者所建构的这些隐喻故事就是他目前生活的主要"问题"，心理咨询师（心理治疗师）通过咨询（治疗）技巧把这些隐喻连接起来，通过修正后的隐喻故事赋能于来访者，让他把修改后的隐喻故事作为资源去寻找新的可能的方向和解决当前问题的办法，从而来体验与理解自己当下的"问题"。

问题解决的途径暗含在故事的发展脉络里，问题解决的途径也叫治疗轴线，它是隐喻故事中的治疗脉络，也就是剧情铺陈，接下来心理咨询师（心理治疗师）可以将治疗性的因素放入故事的情节之中，治疗性的因素可以是一种理解，或是问题解决的出路，有时则连接到来访者的潜意识资源，也可以是以上的组合。

（杭荣华）

案例：宿舍人际关系好复杂
——一则有适应问题大一新生的心理咨询案例

一、个案介绍

基本信息：施某，女，19岁，大一新生，入学3个月以来与室友难以相处，她与另外三名室友的生活习惯大相径庭，感觉她们都在排斥自己，情绪压抑；情感脆弱，焦虑不安，无法专心上课，怕回宿舍，失眠，食欲下降。这种焦虑的情绪已经严重影响学习和生活。

主要家庭成员及关系：家中有父母和一个上中学的妹妹，家庭关系和睦，父亲在外地打工，供两个孩子上学和生活开销，母亲在家务农，照顾妹妹和爷爷奶奶。来访者和妹妹的关系亲密，父母由于事务繁忙，和孩子们接触的较少，除了物质上的基本支持以外，很少给予来访者情感方面的支持，姐妹俩和父母的关系平淡，但是来访者自诉非常理解和心疼自己的父母，不想给父母添麻烦，想帮父母减轻负担，自己要懂事、要节约，有问题也不会告诉父母，都是自己解决，偶尔会跟妹妹诉说。

对来访者的初始印象：来访者初进心理咨询室显得有些局促，不知道要坐在哪里，心理咨询师引导来访者坐下，来访者以"老师"来称呼心理咨询师，态度非常尊敬。来访者皮肤黝黑，扎着整齐的马尾辫，衣着干净整洁，但是样式比较传统和陈旧。背着双肩书包，咨询期间也没有将书包放下。在整个交流的过程中，来访者非常坦诚，对自己的问题描述得非常清楚，也对问题的原因有自己的观点和分析。

求助的主要问题：主要是宿舍人际关系问题，感觉情绪压抑，焦虑不安。

入学以来与室友难以相处，每天回到宿舍感觉非常焦虑，室友们谈论流行的衣服、影视剧和游戏，而自己对她们谈论的内容完全不了解，想要插话，却无从说起；每天室友都是在笔记本电脑上看热播的影视剧，然后相互讨论。而自己却不想这样，觉得父母赚钱供自己读书不容易，得好好学习。室友们每天都在晚上十二点以后才睡觉，而来访者十点多钟就上床，但是由于室友们的吵闹，使她烦躁不安、无法入睡，甚至导致失眠。来访者有早起的习惯，而室友们只要没有课都是睡到上午十点多钟，她觉得这样的生活习惯很不健康。因此，她没有办法和室友们一起聊天、吃饭等。渐渐地，她觉得其他三名室友都在排斥自己，自己一进寝室，室友们就立马终止聊天，宿舍所有的活动也不会通知她，她感觉回到宿舍就像进了"冰窖"，特别想要逃离。目前，她觉得自己快受不了了，感觉自己情绪压抑，上课无法集中精力听课，越是逼自己好好听课，越是没有办法集中注意力，每天都生活在自责、紧张和焦虑中，也不敢和父母诉说，和辅导员说要调宿舍，但是辅导员说大家都刚来到新的环境，需要一段时间的适应期，因此没有答应来访者的请求。这种焦虑的情绪已经严重影响了来访者的学习和生活。

来访者从学校大学生心理健康课程中知道了心理咨询，想通过心理咨询改善自己的人际关系，提高学习效率。

成长史和重要事件：来访者自幼和母亲及妹妹生活在农村，父亲一直在外打工，逢年过节才回家团聚。由于母亲需要照顾两个孩子和爷爷奶奶，她一直非常忙碌，所以来访者从小就非常听话和懂事，帮助母亲承担部分家务和照顾年幼的妹妹，来访者和妹妹的关系亲密，感情较好，非常疼爱自己的妹妹。

以往诊疗经历：未接触过心理咨询，在大学生心理健康课程上第一次知晓心理咨询。来访者提前一天到所在学校大的学生心理咨询中心预约，随后定期在心理咨询中心进行每周1次的咨询。同时，心理咨询师建议来访者去医院心理科做进一步的诊断，并排除躯体疾病。来访者首次咨询后去医院，医生诊断来访者为"适应障碍"，目前不需要药物治疗，并建议其继续接受心理咨询。

二、咨询过程和结果

（一）咨询设置

每周1次，40分钟/次，和来访者共同协商进行4~8次咨询。由于是学校心理咨询中心，所以是免费咨询。咨访双方约定取消或者更改时间需提前

24小时通知。

（二）咨询目标

第1次咨询，心理咨询师评估后认为来访者面临的是大学生新生适应的问题，属于一般心理问题，与来访者商定选择支持性心理疗法结合隐喻治疗，一共开展了6次连续咨询。

来访者的咨询目标：改善自己的抑郁情绪，提高人际交往能力，适应大学生活。

（三）咨询方法及过程

1.初始访谈阶段

收集来访者的资料，进行评估，建立咨询同盟，商定咨询目标。

2.咨询中期

进一步收集资料，并应用隐喻治疗开展工作。来访者描述自己在宿舍里就像一只"丑小鸭"，心理咨询师根据来访者提供的隐喻联想到丑小鸭与白天鹅的故事，这个童话故事和来访者遇到的问题结构匹配，并且故事中有问题的解决途径，可以作为本案咨询的隐喻故事。

第一阶段咨询的目标是澄清来访者的问题。和来访者探讨"丑小鸭"被鸭群所排斥的原因，来访者自我构建的原因是"两者不是同类"，联想自己被室友排斥的原因，她得出自己和室友的家庭环境有差异，三名室友均来自城市，家境富裕，而自己来自农村，家境一般，因此，和室友的共同话题不多，经常自动退出室友间的谈话。来访者通过隐喻故事使自己的问题发生了质的转变，由原来的"我是一个不被人喜欢的女孩"转变为"和室友没有共同话题"，由自责和内疚的"内部原因"变成了外部的"客观原因"。

第二阶段咨询的目标是寻找资源。来访者领悟"丑小鸭"找到了白天鹅的群体最终使得问题解决，自己也可以在生活中找到同类群体，因此，她把人际交往的范围扩展到宿舍外的领域，并且找了志同道合的朋友。

第三阶段的咨询目标是促进来访者成长。来访者提出她想换寝室来改变自己的处境，就像白天鹅最终离开了鸭群来到了白天鹅的群体。但是，由于学校规章制度的规定，辅导员并没有立马同意她换宿舍的申请，来访者感到沮丧和失望。"丑小鸭要飞到对面的水域，首先要学会飞翔，你觉得练习飞翔的技能会一次成功吗？"——心理咨询师继续采用故事中的隐喻来引导来访者，来访者若有所思。她认为，辅导员没有同意的原因是自己表达得不太清楚，因此，她愿意再去试试，像"丑小鸭"一样勇敢和越挫越勇。

3.咨询后期

结束阶段主要是评估咨询结果，处理分离焦虑，预防复发。由于第1次咨询已经和来访者商讨了咨询的结构，所以在第5次咨询时，就和来访者商讨是否能在第6次咨询时按期结束本阶段的咨询。来访者表示自己已经可以按期结束咨询，第6次咨询主要是统合前几次咨询中的成长和学习，和来访者告别。

（四）咨询效果

来访者自我评价：焦虑、抑郁情绪缓解，能集中注意力去学习，在隔壁宿舍找到了一个朋友，有时一起去图书馆看书，发觉有朋友的感觉真好。与室友的人际关系也有所改善，愿意主动加入室友的谈话，感觉室友并没有排斥自己，上周还和室友一起去逛街。来访者认为咨询对自己的帮助很大，咨询目标基本达成，双方对咨询效果都比较满意。

三、讨论和反思

（一）来访者的主要问题

来访者在医院心理科被诊断为"适应障碍"。根据对来访者的症状、病程和对社会功能的影响程度的评估，来访者符合适应障碍的诊断标准。

适应障碍是指在紧张性生活事件的影响下，由于个体素质和个性的缺陷而导致对这些刺激因素不能适当地调适，从而产生较为明显的情绪障碍、适应不良的行为障碍或生理功能障碍，并使社会功能（工作、学习及人际关系）受损。适应障碍一般在紧张性刺激因素的作用下3个月以内发生，较急性应激障碍起病缓慢，持续时间较长，但一般不超过半年。随着刺激因素的缓解以及个体的不断调整，适应障碍可逐渐好转。

适应障碍的诊断要点：①有明显的生活事件为诱因，适应障碍往往出现在这些事件发生后的3个月内；②在事件发生前，当事人的一般适应功能水平正常，但是存在一定的个性缺陷或不足；③以情绪障碍为突出表现并伴有适应行为不良或生理功能障碍；④当事人的正常社会功能受到影响，如不能进行正常的学习、工作或训练，或以往的适应功能水平降低。人际关系也受到不同程度的影响，如不愿与人交往、怕见人，或变得易发脾气，影响了与周围人的关系；⑤症状持续一个月以上，但一般不超过半年。

适应障碍的主要表现为情绪障碍，如焦虑、抑郁，也可表现为适应不良行为及生理出现紧张功能障碍如失眠、食欲下降等，社会适应能力也可受到不同程度的影响，如注意力不能集中、学习成绩或者工作效率下降等。本案例中的来访者主要表现为焦虑情绪，总是感觉紧张不安、神经过敏、担心害怕，夜间难以入睡，白天上课时无法集中注意力听课。

（二）导致来访者问题的主要影响因素

1.心理因素

（1）性格缺陷：敏感、多疑、胆怯的性格使得来访者对寝室其他人的言谈过于敏感，觉得她们的讨论是针对自己的，自己插不上她们的话题是室友故意排斥自己，因此总是对室友抱有防备和敌意，从而更加无法和室友相处，使得自己在寝室里无法正常生活和休息。

（2）应对方式缺乏：由于来访者性格内向，一向以来都是以自己妥协和压抑自己的方式来应对外界的矛盾和冲突，因此在宿舍关系出现问题时，她不会主动去沟通，而是自己默默承受这一切，其他室友无法了解她内心的真实想法，而来访者自己由于长期处于这种紧张的关系中，渐渐让这种焦虑的情绪积累而影响了自己的学习和生活。

2.生理因素

生理状态不佳，由于来访者长期失眠、食欲不佳，使得身体虚弱、体力不支，更加难以应付面临的窘境。

3.社会因素

来访者来自农村，家庭经济条件一般，而其他三名室友来自城市，父母都是工薪阶层，家境较为富裕。由于生活背景的差距，她们没有共同话题，室友的家庭条件均优于来访者，所以她们在生活习惯和消费上有很大差距，来访者无法和她们保持统一步调，特别是在宿舍，室友可以随时用笔记本电脑上网，而来访者没有笔记本电脑，物质方面的匮乏是来访者实际的缺陷因素。

（三）如何处理来访者的问题

适应障碍治疗的根本目的是帮助来访者解决面临的困境，并通过减少来访者对问题的否认和回避，鼓励来访者自己解决问题，避免不良的应对方式，提高来访者处理应激境遇的能力，促进来访者早日恢复到原来的功能水平，防止病程恶化或慢性化。对于适应障碍的来访者来说，如条件允许可以设法改变来访者所处的环境，但是从长期来说要考虑来访者的适应能力和耐受性的提高。在咨询中有三个主要环节：消除或减少应激源，包括改变来访者对应激事件的态度和认知、提高来访者的应对能力、消除或缓解来访者的症状。

个案中主要采取的咨询方法是支持性心理咨询和隐喻治疗式咨询。支持性心理咨询主要指不对患者进行"分析工作"，不用长时间去详细了解患者的早期发展，也不对患者的潜意识进行分析，而主要针对患者目前所面对的现实问题，是一种短期、非分析性的心理咨询方法。一般适应于心理问题较轻的、为日常生活所困扰的正常人，其关键性的心理功能依然保存，可以经过支持性心理咨询恢复或增进正常的功能。本案例中的大学生适应障碍就是这类问题。主要采取的技术是接纳、倾听、安慰、鼓励、指导、调动环境资源等。本案例中的前2次咨询，心理咨询师认真做好接纳和倾听，对来访者的情绪进行共情，建立了良好的咨询关系；第3次和第4次咨询鼓励来访者寻找身边更多的社会支持，包括辅导员的支持，引导来访者理解辅导员不让换宿舍的初衷，以及教给来访者和辅导员沟通的技巧。

隐喻治疗是指运用隐喻性故事作为媒介，象征性地表达自己经历的一种疗法，隐喻作为有意识和无意识思维过程的自动产物，对于探索个人意义来说是一种重要的治疗工具，是深度心理治疗的基础。它特别强调患者内在疗愈潜能的开发和互动的治疗关系，通过隐喻故事来进行投射或映射，给予来访者策略性干预，以期达到治疗目标。

隐喻故事的治疗因子：一个治疗性的隐喻故事，要在故事的发展脉络里埋藏问题解决的途径，让故事主角的困境因此而有新的转机。这个问题解决的途径也叫治疗轴线，它是隐喻故事中的治疗脉络，这样的脉络也就是剧情铺陈，在故事的情节中放进心理咨询师预想可能对来访者有帮助的话语或治疗因子，在这个过程中有时表示一种理解，有时提供一种问题解决的出路，有时连接到当事人的潜意识资源，有时则是以上的组合。例如，本案例中采用了丑小鸭与白天鹅的隐喻故事，其中由于室友家庭环境的不同，从物质条件和对新鲜事物的了解来看，来访者契合了丑小鸭的隐喻。进一步说，一个治疗性的隐喻故事，还要符合以下三个主要条件：第一，结构上的对等：故事的结构和来访者困境的心理结构对等，本案例中的"丑小鸭"也是被正常的鸭群所排斥，这样和来访者困境的对等很明显。但是在有些治疗中也许是隐藏的，同时要能和来访者的意识与潜意识沟通；第二，行得通的解答：故事中要有一个"通路"，像是提供一个解答，例如，"丑小鸭"最后通过练习飞翔终于飞回了自己白天鹅的群体，这样的解答很明显，但是有时解答很隐晦，即使来访者的意识层面无法发现，来访者的潜意识层面也会吸收；第三，彻底的故事：故事中包含许多层面，涵盖多层次的意识和潜意识认知。本案例中的"丑小鸭"回归本来的群体是一个意识层面的沟通，但是潜意识层面还有人由于背景的不同客观地分成很多类，除了锻炼人际交往技巧，和每一类人都能相处外，也许还有其他的途径，例如选择自己类似的群体深入交往。来访者在听故事的同时，意识和潜意识层面上都接收到了信息，通过和潜意识层面的沟通，心理咨询师巧妙地引导来访者改变意识，充实正向自我能量。在来访者诉说的过程中，有问题的一面被看见，同时来访者作为农村孩子的勤奋、懂事和上劲的一面也被发现。全方位地看到来访者的劣势，同时也发现来访者的优势，让来访者有动力去改变自己的行为，人生因此有了转机。

（四）反思

1.心理咨询师对咨询的总体评价

经过6次咨询，和来访者商讨的咨询目标基本达成，双方对咨询效果比较满意，处理分离焦虑后，咨询基本可以告一段落。

咨询效果比较满意的关键因素：①通过两次的倾听和共情和来访者建立了良好的咨询关系；②来访者的领悟力和求助动机较强；③来访者和心理咨询师的匹配度较高。

心理咨询师采用隐喻故事治疗，来访者能够顺利领悟到心理咨询师的"言外之意"，找到和自己的问题情境相契合的解决模式，学会理解自己的困境，找到解决问题的方法。回顾整个咨询过程，来访者的思维逻辑性很强，想象力也不错，所以隐喻治疗开展得很顺利。如果来访者的思维逻辑性不强，想象力也不好的话，那心理咨询师要考虑换用认知行为疗法。

2.心理咨询师处理不足之处

由于心理咨询师的身份是双重的，即同时是来访者的任课老师也是心理咨询师。因此，在咨询工作中也会给予来访者指导性的建议和实际的信息，这些可能对来访者自我适应能力的提高和主动性有所妨碍。但是高校的心理咨询，尤其是对大学新生适应障碍这样的普遍化问题，是否需要心理健康教育、思想政治教育和学生工作等结合才能取得较快的效果是值得思考的问题。

（何苗苗）

第七部分　综合性干预

综合性干预概述

　　心理障碍的综合性干预主要包括心理干预和药物治疗两大类。心理干预是指在心理学理论的指导下有计划、有步骤地对一定对象的心理活动、个性特征或心理问题施加影响，使之发生朝向预期目标变化的过程，主要方法包括自我调整、心理咨询和心理治疗三大类。有些心理障碍或者心理疾病在上述干预方法无效的情况下，可以采用特殊的治疗手段，如对于有着强烈自杀冲动的重度抑郁症患者，可采用无抽搐电休克疗法（MECT）；某些难治性强迫症，通过足疗程的药物治疗和心理治疗效果不佳时，手术治疗是最后的备选手段。具体以哪种治疗手段为主，要依据患者的具体情况而定。根据心理障碍的类型、严重程度，患者的人格特点等，可单独使用，也可综合运用上述方法。急性期主要以药物治疗改善症状，待病情稳定后辅以心理治疗，恢复期要加大心理治疗的比重。二者结合使用往往能获得更好的疗效。对于心理障碍持续时间较短，社会功能损害未泛化的轻型的心理障碍，也可只采用心理治疗的方法。一般来说，临床上对心理障碍的干预多采用综合性的干预策略，即联合采用自我调整、心理咨询、心理治疗、药物治疗以及某些特殊治疗的方式。

一、自我调整

从理论上讲，一般的心理问题都是可以通过自我调节解决的，每个人都可以用多种形式来放松身心，缓解自身的心理压力。

1.合理宣泄

心理障碍患者容易出现负性情绪，合理宣泄负性情绪，可以起到心理调节的作用。可根据自身的特点和喜好，选择不同的方式，比如说一说、写一写、喊一喊、唱一唱、哭一哭、笑一笑、走一走。但要注意情感宣泄的对象、地点、场合等，切不可任意宣泄，不可无端迁怒于他人或他物，造成不良后果。

2.转移法

转移是有意识地通过做其他事情来分散注意力，避免长时间陷入负性的情绪和情境中。常用的转移法：①兴趣转移法：选择阅读喜欢的书、听音乐、看电影、逛街、打游戏等；②运动转移法：选择适合自己的运动，因为运动可以加速身体的新陈代谢，促使体内快乐放松的激素的分泌；③环境转移法：离开当前遇到问题的环境，选择舒适放松的环境，如去海边、郊外、森林等地方散心；④暂时搁置法：特别是出现人与人之间强烈的矛盾冲突时，可以暂时离开，冷静下来再处理。

3.放松法

放松技术是按一定的练习程序，学习有意识地控制或调节自身的心理和生理活动，以达到降低机体唤醒水平，调整因紧张刺激导致的功能紊乱的目的。一个人的心情反应包含"情绪"反应与"躯体"反应两部分。假如能改变"躯体"的反应，"情绪"反应也会随着改变。放松法就是通过意识控制，使肌肉放松，从而间接地松弛紧张情绪，达到身心放松的状态。

4.自我安慰

自我安慰即自己安慰自己，告诉自己：在现实生活中，人的欲望不可能都得到满足。快乐与忧虑结伴，才组成了生活。"退一步海阔天空"，适度让步可以使自己在心理上获得解脱，缓解矛盾，减轻精神压力和心理负担。

5.自我暗示

自我暗示指通过主观想象某种特殊的人与事物的存在来进行自我刺激，达到改变行为和主观经验的目的。积极的自我暗示，能在短时间内改变我们对生活的态度和期望。

自我暗示的形式是多样的，根据不同的情况和特点可以选择不同的形式进行。可以默不作声地进行，也可以大声地说出来，还可以在纸上写下来，更可以歌唱或吟诵。具体来说，自我暗示法一般可以分为语言性自我暗示、动作性自我暗示、情景性自我暗示和睡眠性自我暗示。

二、心理咨询和心理治疗

心理咨询是指受过专业训练的心理咨询师依据心理学理论和技术，通过与患者建立良好的咨询关系，帮助其认识自己，克服心理困扰，充分发挥个人的潜能，促进其成长的过程。心理治疗是在确立了良好的治疗关系的基础上，由经过专门训练的心理治疗师运用心理治疗的有关理论和技术，对患者进行帮助，消除或缓解患者的心理问题或人格障碍，以促进患者的人格向健康、协调方向发展的过程。心理咨询与心理治疗的区别有以下两点：第一，心理咨询的工作对象在原则上更加偏向于正常人，或是有一些"心理健康"问题的人；而心理治疗的工作对象在原则上更加偏向于有"心理障碍"的人。第二，心理咨询基本上是在非"医疗"的情境中开展，而心理治疗则多是在医疗机构中开展。心理咨询与心理治疗的特征和目的基本上完全一致，二者所采用的理念与技术也都是通用的。所以在实际工作中很难将二者完全区分开来。由于不同的心理学派对心理异常的病因和机制的解释不同，所以不同学派采用的心理治疗方法也往往不同。目前，精神分析疗法、认知疗法、行为疗法、人本主义疗法、家庭治疗等是最具代表性的心理治疗方法，还有一些其他的心理治疗方法，如：暗示催眠疗法、叙事疗法、隐喻治疗、沙盘游戏治疗等。下面介绍几种临床上应用最广泛的心理治疗方法。

1.认知疗法

20世纪六七十年代在美国产生，是根据"人的情绪和行为是由认知过程决定的"理论假设，通过认知和行为技术来改变患者的不良认知，从而矫正并适应不良行为的心理治疗方法。主要代表人物有贝克、艾利斯等，贝克创立的是认知疗法，艾利斯创立的称为合理情绪疗法。

认知疗法强调常见的心理障碍是由某些歪曲的思维产生的，通过改变这些歪曲的思维、观念来纠正患者适应不良的情绪或行为。认知疗法的目标不仅仅是针对患者外在表现出来的问题，如行为和情绪问题，更重要的是找出并分析错误的认知，从而加以纠正。

2.行为疗法

行为疗法是以减轻或改善患者的症状或不良行为为目标的一类心理治疗技术的总称，具有针对性强、易操作、疗程短、见效快等特点。行为疗法最初产生于20世纪20年代，是根据学习心理学的理论和心理学实验方法确立的原则，对个体反复训练，以达到矫正适应不良行为的目的。行为疗法的主要技术有放松疗法、系统脱敏疗法、厌恶疗法、强化法、模仿疗法、满灌疗法等。

3.以人为中心疗法

以人为中心疗法是由美国心理学家罗杰斯于20世纪40年代创立的，是人本主义心理治疗中最有影响的一种心理治疗方法，以人为中心疗法认为，人在本质上是可信赖的；人具有不需心理咨询师的直接干预就能了解及解决自己困扰的极大潜能；咨询成功的关键在于咨询关系，而非技术。只要能投入咨询关系中，人们就能朝向自我引导的方向成长。心理咨询师给予患者真诚一致、无条件地积极关注、共情，患者就会产生积极的变化。

三、药物治疗

药物可以改善症状，稳定患者的情绪，防止复发，恢复患者正常的社会功能。对于具有严重心理障碍的患者，药物治疗贯穿治疗过程的全过程。药物治疗不仅可以纠正紊乱的大脑功能，进而控制症状及行为异常，而且还可以使患者更好地参与心理治疗。

是否要进行药物治疗以及采用何种药物，取决于疾病的类型、症状、严重程度，病程等，应用不同的药物种类和剂量。（详见专栏1）如抗精神病药物治疗是精神分裂症治疗的基础；抑郁症治疗应以药物治疗为主，心理治疗为辅。中、重度抑郁症需应用抗抑郁药物，轻度抑郁症可单独使用心理治疗,如认知行为疗法。心理治疗对神经症也有效,且对重性精神病恢复期有辅助治疗作用,但对急性期的重性精神病疗效有限。

专栏1:使用精神药物的注意事项

精神药物自20世纪50年代问世以来,发展很快,品种和类别不断更新,已有数百种精神药物用于临床,给精神医学带来巨大变化,使许多精神疾病患者得到痊愈或为其康复创造了条件。随着精神药物应用的日益广泛,也带来了不少弊病。如可能伴有副作用和不良反应的发生,应用不合理、用药不当,甚至非专科医疗用药等。

精神药物必须由精神科专科医生开具处方,在医生的指导下使用,并监测不良反应。

1.医生的注意事项

医生在应用精神药物时应严格掌握药物适应症,对于药物可能出现的不良反应有充分的了解和正确的认识。在合理应用精神药物方面应注意以下几点:

(1)选用熟悉的精神药物;

(2)合适的剂量;

(3)合适的疗程;

(4)尽量单一用药;

(5)决定更换药物要慎重;

(6)新药应用要慎重。

应用精神药物时应由专业医师权衡利弊后再决定。药物疗程长短与疾病类型和患者症状的严重程度有关,也应根据实际情况由专业医师来确定。

2.患者的注意事项

(1)严格按医嘱按时按量服药,不可藏药。未经医师同意不得擅自增减药量、更换药品,也不能随意停药,否则可能造成严重后果;

(2)出现药物不良反应时及时报告医生处理;

(3)在伴有心、肝、肾及其他器官疾病的情况下,在使用精神药物治疗时,须在医师指导下谨慎进行,以防加重其他疾病;

(4)按医师要求定期检查血常规、肝肾功能、心电图;

(5)合理饮食,少吃辛辣生冷食物,避免饮酒,茶水不宜多喝,治疗期间尽量少吸烟;

(6)情绪稳定,作息规律,每天保持8～9小时的睡眠时间,并进行适当的体育锻炼。

资料来源:

1.http://www.39.net/disease/jsb/yonyzd/yyzy/80077.html.

2.http://www.wuhusy.com/TechShow.asp?SortID=5&TechID=57.

(杭荣华)

案例：一则有注意缺陷多动障碍儿童的综合干预案例

一、个案介绍

基本信息：鹏辉，男，7岁，小学二年级学生。

对来访者的初始印象：由妈妈陪同前来心理咨询门诊。鹏辉身高约1.2米，瘦弱，小平头，眼睛不大但很有神。左手拿着一瓶饮料，饮料已经喝了一半，饮料瓶被捏扁了。心理咨询师示意母子两人坐下，鹏辉坐在椅子上，左手继续捏着饮料瓶，发出声响，右手不停摆弄心理咨询师茶几上的钢笔。不一会，饮料瓶掉在了地上，鹏辉捡起塑料瓶，又把茶几上的钢笔弄到了地上，捡东西的时候又把茶几上的一次性水杯打翻在了地上。妈妈发火了，大声呵斥鹏辉，鹏辉满脸通红，用倔强的眼神看着妈妈。心理咨询师帮忙收拾东西，示意妈妈不要发火。

求助的主要问题：妈妈认为鹏辉好动，注意力不集中，学习成绩差。从幼儿园中班开始，老师就向家长反映鹏辉上课坐不住，经常捣乱，影响其他小朋友。鹏辉的这种情况到小学愈加明显，上课时讲话，做小动作，干扰同学学习，其他家长向老师投诉，希望将鹏辉转到别的班级。6个月前，鹏辉的家长听从老师的建议到一家三甲医院儿科就诊，被诊断为"多动症"，并用药物治疗了3个月（药名不详）后，症状有所改善。妈妈因为担心药物的副作用，自行停药。停药后症状再次出现，多动行为似乎更加明显。如，他上课时会离开座位，有时会钻到桌子下面，不时把同学的书包和文具扔到地上。老师提醒他后，他能安静一会，过不了几分钟又恢复原样。在家里做作业时，鹏辉手上玩着文具，双脚踢来踢去，作业总是要到十一二点才能做完。甚至连看动画片时，注意力都不能持续集中，看十来分钟就要去弄别的东西。他经常捉弄同学，和同学玩不到一起去，因此班上没有一个同学喜欢他。越是被孤立，他越是要去招惹同学，搞得大家都讨厌他，躲着他。

成长史和重要事件：足月，剖宫产，母乳喂养。因爸爸工作较忙，外婆和妈妈照顾的时间较多。没有与爸爸妈妈分离的经历，鹏辉6岁前身体较弱，经常生病去医院。

以往诊疗经历：曾去某三甲综合医院儿科诊治，被诊断为"多动症"，药物治疗3个月（药名不详），症状有所改善。后来，妈妈担心药物对孩子身体有影响，自行停药。妈妈反映，鹏辉停药后症状再次出现，多动行为似乎更加明显。

二、咨询过程和结果

（一）咨询设置

心理咨询每周1次，50分钟/次，收费300元/次，与鹏辉的爸爸妈妈签订治疗协议，告知其保密原则，介绍请假、迟到等设置。

（二）咨询目标

咨询目标是减少鹏辉的多动行为，提升其注意力水平，改善与同学的关系。心理咨询师和鹏辉及其父母一共进行了10次心理咨询。

（三）咨询方法及过程

本案例中主要采用了综合性干预的方法。

具体来说，采用了一般干预、行为干预、家庭干预、学校干预和绘画疗法。

1.一般干预

每次咨询前先和鹏辉的爸爸妈妈沟通10分钟，了解鹏辉最近一周的情况，并对爸爸妈妈进行心理教育。让爸爸妈妈了解多动症的行为表现、病因、干预方法和预后；向他们介绍如何在日常生活中对孩子进行行为管理；指导他们注意培养鹏辉的兴趣，稳定其注意力。因为对于多动症儿童来说，要改变他们的多动行为，首先要找准他们的兴趣，使他们的注意力都放在自己的兴趣上，这样多动的行为自然就会减少。鹏辉喜欢绘画和手工，在心理咨询师的建议下，妈妈有意识发展他的兴趣，晚上作业完成后，陪孩子画画或者做手工，使他的注意力能更多地放在学习及正常的活动中，逐步改变其注意涣散和多动行为。

2.行为干预

指导爸爸妈妈采用正强化法对鹏辉的适应性行为进行鼓励。确定鹏辉要改变的具体行为（如吃饭时乱跑），提出具体的行为目标（20分钟的吃饭时间内不能离开饭桌），制订并实施教育计划，通过游戏、教育、辅导，改变他的冲动行为。

行为干预期间，需要爸爸妈妈制定孩子的行为记录表、活动记录表，随时做好观察记录工作，并根据记录表，分析干预效果，改进干预策略。

3.家庭干预

多动症儿童多数时间都在家里，家庭成员对儿童的态度，家庭成员之间的关系，都直接影响多动症儿童的行为。很多多动症儿童的多动行为是想吸引父母的关注，尤其是那些被父母长期忽视的儿童。在我们对鹏辉干预的过程中，对其爸爸妈妈做了细致的工作，争取他们的配合，要求他们关心鹏辉，不以学习成绩来决定对他的爱，给鹏辉营造良好的家庭环境，给予其高品质的陪伴。同时，尽量保持家庭教育方式的一致性。

4.学校干预

让爸爸妈妈及时与老师沟通，尤其是获得班主任的理解和支持。让老师了解鹏辉的行为不是与老师对抗，而是患有多动症所致。请老师对鹏辉课堂内的良好行为给予及时强化，如当鹏辉上课认真听讲、自觉遵守游戏规则时，教师当场进行口头奖励。另外，老师还可以通过积累代币的形式对鹏辉进行奖励，对他在学校的表现予以评分，鹏辉可以用相应的奖励分数和妈妈换取价值不等的奖品（如糖果、玩具等）。

5.绘画疗法

儿童绘画疗法是艺术治疗中常见的一种形式。艺术行为过程可以缓解儿童情绪上的冲突和困扰，有助于促进其认知的发展和自我成长。儿童通过绘画形象地表达自己无法用语言表达的情绪情感，心理咨询师可以通过儿童的绘画作品理解儿童的感受和想法。在儿童绘画过程中，心理咨询师无条件地积极关注、倾听和陪伴，使儿童充分体验到安全感。对多动症儿童来说，绘画可以宣泄儿童不良的情绪，还可以释放多余的能量，专注于自己喜欢的事情，进一步提升注意力，从而改善多动和注意缺陷的症状。

第1次对鹏辉进行绘画咨询时很困难。鹏辉刚画几分钟，就跑出去，说要上厕所，绘画的内容也只是简单的线条，心理咨询师一直给予鼓励，并和鹏辉一起作画。第4次绘画咨询后，鹏辉注意力集中的时间会长一些，也由原先的画一幅增加到三幅，画面的内容也逐渐丰富起来。第7次绘画咨询，鹏辉画了3幅画：有公园，公园里有小朋友；家人的旅行；鹏辉的梦，40分钟内只休息了一次。第10次绘画咨询，鹏辉在40分钟内一气呵成，没有停顿，画了4幅画，还绘声绘色地向心理咨询师介绍画的内容。

（四）咨询效果

心理咨询师对咨询的总体评价：经过10次咨询，根据鹏辉妈妈的反映，鹏辉的情绪比以前稳定，多动行为减少，学习时注意力集中的时间延长。妈妈听取了心理咨询师的建议，改变了以往批评和惩罚的教育方式。当鹏辉有好的行为出现时立即奖励，同时也树立一定的规则，家庭紧张的气氛有所缓和。在学校，鹏辉学会了如何向小朋友有效表达自己的意愿，而不是通过多动行为获得他人的关注。鹏辉做作业和听课都有进步，老师还当众表扬鹏辉上课认真听讲。

三、讨论和反思

（一）来访者的主要问题

鹏辉在儿科被诊断为"多动症"，那什么是"多动症"？多动症有哪些具体表现？

"多动症"，即"注意缺陷多动障碍"，是儿童期最常见的行为问题之一，主要表现为注意障碍、多动性和冲动性，容易导致儿童持久的学习困难和一系列心理行为问题，从而影响其家庭和学校生活。如不能得到及时治疗，有相当一部分儿童的症状会持续终生，所以对多动症的早期干预非常必要。

随着经济社会的发展和医学模式的转变，儿童的心理行为问题日益突出，其中多动症的发病率逐年增加。据统计，美国学龄期儿童多动症患病率为3%～5%，国内儿童多动症发生率也在逐年上升，但当前国内尚无大样本的流行病学资料。约5%的儿童和2.5%的成人患有多动症，发生在男孩身上的比例是女孩的2倍。

多动症的主要特征包括注意力不集中（不能持续聚焦）、多动（与环境不相适应的过多的活动）以及冲动（不通过思考的冲动行为），它可能影响学业、社交和工作任务或者功能，甚至会导致发育问题。根据《中国精神障碍分类与诊断标准》第5版，症状必须在12岁之前被观察到，持续至少6个月。在儿童中，必须存在至少6种症状，这些症状明显破坏或降低了社交、学业或职业功能的品质。

家长如果发现孩子持续出现上述行为，经帮助、教育后不见行为改善，就要引起重视，可带孩子去专业的心理咨询机构寻求帮助，明确诊断，及时干预。

在临床上，专科医生一般按照世界卫生组织（WHO）、美国精神医学学会和中华神经精神学会的诊断标准来诊断多动症。另外，临床上还常用康纳斯行为检查表（Conners）和阿肯巴赫儿童行为检测表（CBCL）对多动症进行评估。Conners氏量表是筛查儿童行为问题（特别是多动症）使用最广泛的量表。主要有三种问卷，即父母问卷、教师问卷及父母教师问卷。另外，还有一种Conners氏教师用量表（简化版）（见专栏1），用于筛查儿童多动症及追踪疗效，使用起来非常便捷。

专栏1：Conners氏教师用量表(简化版)

姓名_____ 性别____ 年龄____ 出生日期_____ 年级_____

以下有一些有关您的孩子平时或一贯表现情况的描述，请您仔细阅读，并对适合您小孩情况的答案进行选择。(1 无 2 稍有 3 相当多 4 很多)

1. 活动过多，一刻不停。　　　　　　　　　　　　1 2 3 4
2. 兴奋激动，容易冲动。　　　　　　　　　　　　1 2 3 4
3. 惹恼其他儿童。　　　　　　　　　　　　　　　1 2 3 4
4. 做事不能有始有终。　　　　　　　　　　　　　1 2 3 4
5. 坐立不安。　　　　　　　　　　　　　　　　　1 2 3 4
6. 注意不易集中，容易分心。　　　　　　　　　　1 2 3 4
7. 必须立即满足其要求，否则容易灰心丧气。　　　1 2 3 4
8. 容易哭泣、喊叫。　　　　　　　　　　　　　　1 2 3 4
9. 情绪变化迅速剧烈。　　　　　　　　　　　　　1 2 3 4
10. 勃然大怒，或出现意料不到的行为。　　　　　　1 2 3 4

ASQ由10个条目组成,采用四级评分法,又称为多动指数。其特点是方便、快捷,能在短时间内对儿童的行为问题进行评估。适用于临床疗效和科研评估,老师、家长、医师、研究人员都可用。总分10分作为划界分,得分小于10分即多动症的可能性很小。

资料来源:汪向东,王希林,马弘.心理卫生评定量表手册:增订版[M].北京:中国心理卫生杂志,1999:55.

(二) 导致来访者问题的主要影响因素

在产生多动症的原因方面,目前有各种不同的假设。

1.遗传因素

大约40%的多动障碍患儿的父母、同胞和其他亲属也患过此症,单卵双生子中多动障碍的发病率较异卵双生子明显增高,多动障碍同胞比半同胞(同母异父、异母同父)的患病率高,也高于一般儿童。

2.脑神经递质

有研究认为,多动障碍的发生可能是由于某些脑神经递质数量不足,导致信号不能及时传导所致。脑内神经递质(如去甲肾上腺素、多巴胺)浓度降低,可降低中枢神经系统的抑制活动,使患儿动作增多,注意力集中与维持困难。

3.神经系统发育

轻微脑损伤的证据如神经系统软体征、共济运动失调、脑功能不足的某些细微体征等提示中枢神经系统的早期发育损害可能与本病的发生有关。

4.脑组织器质性损害

有大量的患儿是由于其额叶或尾状核功能障碍所致,包括:①母亲孕期疾病,如高血压、肾炎、贫血、低热、先兆流产和感冒等;②分娩过程异常,如早产、剖宫产、窒息和颅内出血等;③出生后1~2年内中枢神经系统感染及外伤。

5.心理与社会因素

研究表明,社会、学校和家庭不良因素持续存在,对诱发和促进多动障碍有重要作用。如许多独生子女的家长"望子成龙"心切,由于教育方法不当及早期智力开发过度,使外界环境的压力远远超过了孩子力所能及的程度,是当前造成儿童多动症(注意力涣散、多动的)的原因之一。

6.其他

也有资料显示，摄入人工染料和含铅量过度的饮食也可导致儿童多动。

在鹏辉这个案例中，尚未发现明显的遗传、脑器质性等生物学因素，家庭、学校以及电子产品的影响可能是最重要的因素。

1.家庭因素

鹏辉的爸爸常年在外，无暇教育孩子。鹏辉的生活主要由外婆照顾。外婆对鹏辉很宠溺，当鹏辉犯了错误，如骂人、故意捣乱时，外婆也不在意，还说男孩子就是调皮，长大了就好了。而妈妈平时对鹏辉的行为疏于管教，只对鹏辉的学习要求非常严格，鹏辉刚上一年级，妈妈就给鹏辉报了语文、英语、数学的培训班，其中数学报了两个班。如果鹏辉哪天作业完成得早，想要看一会动画片，妈妈就拿出另外买的练习册让鹏辉做。慢慢地，鹏辉做作业开始磨蹭，有几次晚上做作业要做到10点。妈妈见此，非打即骂。而妈妈不在家时，鹏辉会央求外婆让他看动画片、玩手机，外婆拗不过他，他有时能连续玩一两个小时。在这样的家庭环境下，鹏辉缺少行为规则的约束，自控能力差，行为冲动；学业负担过重，对学习不感兴趣，学习时注意力难以集中，学习成绩较差。

2.学校因素

沉重的学习负担，长期紧张的学习生活，使学生容易产生厌烦情绪。在班级教育管理中，老师容易忽视学生个性的差异，更倾向于表扬"循规蹈矩"的乖学生，惩罚顽皮学生，或者忽视这些顽皮学生。受到老师的影响，同学们也会歧视这些顽皮的学生。上述因素使得儿童的心理压力增大，精神紧张，孤独无助，进一步使儿童产生抵触情绪，从而出现不良行为。

3.电子产品的影响

儿童的神经系统正处于发育阶段，受到电子产品的潜在威胁更大。很多研究指出，儿童长时间用手机会导致记忆力衰退、睡眠紊乱等健康问题。电子产品剥夺了孩子与他人面对面交流的机会，容易让儿童变得怯懦、孤独、偏执。网络游戏大多是一些快速转换的激烈的画面，长时间玩网络游戏，容易使儿童模仿游戏中的动作或语言，使儿童的神经长期处于兴奋状态，导致学习时无法集中注意力。

在本案例的家庭教育中，爸爸缺位，妈妈过分严格的教育方式，外婆的溺爱，导致家庭教育理念不一致。在学校中，教师的粗暴教育方式、学业的失败、繁重的学习负担，使鹏辉产生了抵触情绪。快餐式的电子产品对其神经系统产生负面影响。综上所述，我们可以得出结论，鹏辉的注意缺陷多动障碍是多种因素共同作用的结果，但其中最主要的因素还是家庭、学校的教育因素。

（三）如何处理来访者的问题

美国儿科学会于2011年发布的多动症诊治指南中指出，多动症是一种有心理行为和功能异常且直至成年的慢性疾病，当前的干预并不能根治多动症，只能减轻症状和改善部分功能。对多动症的干预主要包括一般干预、行为干预、学校干预、家庭干预、药物治疗和特殊治疗等，临床上多采用以上几种方法进行综合性的干预。

1.一般干预

一般干预包括饮食指导和心理教育。饮食中适当补充维生素、氨基酸和脂肪酸，多食含铁、锌丰富的食物，限制摄入含有大量酪氨酸、味素的食物，减少含铅、铝的食物以及碳酸饮料的摄入。心理教育是让家长和教师了解多动症的行为表现、病因、干预方法和预后，介绍如何在日常生活中进行行为管理等。

2.行为干预

行为干预包括使用不同的干预方法，利用操作性条件反射的原理，通过一系列行为干预策略重塑儿童的行为，提高儿童对自身行为的管理能力。常用的行为干预策略包括正强化法、消退法，惩罚法等。正强化法是通过奖励的方式来强化儿童的"好行为"；消退法是有计划地忽略不良行为，从而减少或消除某些不良行为；惩罚法是当有"不良行为"或目标无法达到时，儿童必须承担适当后果或给予其轻微惩罚。但要注意，应用惩罚前要提前告知儿童什么是正确的行为，且需与正强化结合使用。行为干预还包括社交技能训练、自我监控训练和问题解决训练，均能取得不错的效果。

3 学校干预

在学校内，教师观察和接触儿童的机会较多，如果教师具备儿童多动症的相关知识，通过其教育方法和理念的改变，对多动症儿童的康复可以起到他人无法替代的作用。教师的干预包括对儿童课堂内的良好行为进行及时强化。学校干预的措施还包括安排合适的座位、循序渐进地安排作业量、调整考试方式（如考试时间灵活，可分批完成）及其他行为管理策略。教师还可以通过家庭联系卡片与儿童父母沟通，配合父母进行行为矫正，使得行为干预具有连续性。

4.家庭干预

国内外的一些研究发现，多动症的发生、发展和转归均与家庭有一定的关系，不良的家庭环境容易使儿童出现多动症状或使已有的症状加重，且无论何种干预措施都需要家长实施或配合完成，因此家庭干预的重要性不言而喻。

多动症的家庭干预是心理咨询师（心理治疗师）针对缺陷的家庭功能、冲突的婚姻关系或父母自身的心理问题，以家庭为整体进行系统干预。心理咨询师（心理治疗师）有规律地与全体家庭成员进行会谈，促使家庭成员之间的互动模式发生变化，恢复家庭正常的结构与功能，最终使得多动症儿童的症状减轻或消失。对同时进行药物治疗的情况，家庭治疗还能提高患儿对药物治疗的依从性。

5.药物治疗

美国儿科学会推荐根据多动症儿童的年龄采用不同的干预措施。针对学龄前儿童，应将行为矫正作为首选的治疗方法。如果行为矫正不能取得明显效果，且症状持续对儿童的日常功能造成严重影响，可给予中枢神经兴奋剂口服。对于学龄期儿童或者青少年，应使用药物治疗结合行为矫正的方法。

治疗多动症的药物主要包括中枢神经兴奋剂盐酸哌甲酯、非中枢性兴奋剂托莫西汀、可乐定缓释片等。中枢神经兴奋剂能有效矫正多动症的核心症状，提高患儿的学习成绩，改善其社交功能、伙伴关系以及亲子关系等，但其最常见的副作用是胃肠道反应、睡眠紊乱、头痛等，另还有抑制身高增长，偶有幻觉和其他精神症状等不良反应。相对来说，这些不良反应的持续时间较短且可以耐受，在调整剂量或用药时间后可以减轻。为了防止学龄儿童中午漏服药或者不愿在学校服药等情况的发生，临床医师一般建议使用长效、缓释兴奋剂。

6.特殊治疗

脑电生物反馈治疗又称神经反馈、脑反馈治疗，近年来采用脑反馈治疗多动症取得了明显的效果，已成为多动症有效的治疗方法之一。脑电生物反馈治疗是以脑电生物反馈治疗仪为手段，通过训练选择性地强化某一频段的脑电波以达到治疗的目的。自20世纪70年代以来，脑电生物反馈逐渐应用于多动症的治疗，并发展为重要的干预方法之一。多动症涉及大脑部分功能的失调，包括情绪控制、工作记忆、执行功能和信息加工过程等。脑电生物反馈治疗可以调整失调的大脑功能，使其功能达到最佳状态。

7.感觉统合训练

感觉统合训练是指基于儿童的神经需要，引导对感觉刺激做适当反应的训练，此训练提供前庭（重力与运动）、本体感觉（肌肉与感觉）及触觉等刺激的全身运动，其目的不在于增强运动技能，而是改善脑处理感觉资讯的方法，感觉统合训练可以增加大脑感觉信息的输入，尤其是前庭刺激的输入，打开通往神经系统部分的通路，从而改善脑功能。研究表明，有84.3%的多动症患儿伴有感觉统合失调。感觉统合训练不仅能改善多动症患儿的核心症状，还能在一定程度上提高了患儿的语言、记忆、思维能力和学习成绩。

（四）反思

多动症的干预新理念为多学科、多种治疗方法相结合的综合干预模式，此模式对家庭和学校的要求较高，需要临床医师、家长和教师的密切配合。由于患儿的一般情况和症状不同，须采取个体化治疗，包括针对每个患儿调整合适的药物剂量和剂型，使用当前最适用于该患儿的心理干预方法等。

（杭荣华）

主要参考文献

[1]WINSTON A,RICHAARD N,等.支持性心理治疗导论[M].程文红,译.北京:人民卫生出版社,2010.

[2]贝克.认知疗法:基础与应用[M].2版.张怡,等译.北京:中国轻工业出版社,2013.

[3]布赖恩·汤姆森,马特·布罗德韦-霍纳.直面你的抑郁[M].扈喜林,译.北京:人民邮电出版社,2014.

[4]BIO国际组织教材编写组.心理咨询与治疗基础[M].北京:人民日报出版社,2007.

[5]卡巴尼斯,等.心理动力学疗法[M].徐玥,译.北京:中国轻工业出版社,2012.

[6]BURNS G W.用故事打开心扉:隐喻治疗案例示范[M].刘新民,何洋,译.北京:人民卫生出版社,2011.

[7]亨利·马西,内森·塞恩伯格.情感依附:为何家会影响我的一生[M].武怡坤,陈昉,韩丹,译.上海:上海世界图书出版公司,2013.

[8]欧文·B.韦纳.成人变态心理案例集[M].张洁兰,等译.上海:上海社会科学院出版社,2013.

[9]GOLDENBERG I,GOLDENBERG H.家庭治疗概论[M].6版.李正云,译.西安:陕西师范大学出版社,2005.

[10]尼科尔斯,施瓦茨.家庭治疗基础[M].2版.林丹华,李一飞,赵然,等译.北京:中国轻工业出版社,2005.

[11]贝克.认知疗法进阶与挑战[M].2版.陶璇,等译.北京:中国轻工业出版

社,2014.

[12]URSANO R,SONNENBERG S,LAZAR S.心理动力学心理治疗简明指南：短程、间断和长程心理动力学心理治疗的原则和技术[M].林涛,王丽颖,译.北京：人民卫生出版社,2010.

[13]郭本禹.西方心理学史[M].北京：人民卫生出版社,2007.

[14]郝伟,于欣.精神病学[M].7版.北京：人民卫生出版社,2013.

[15]林万贵.精神分析视野下的边缘性人格障碍：科恩伯格研究[M].福州：福建教育出版社,2007.

[16]刘新民.大学生心理健康的维护与调适[M].合肥：中国科学技术大学出版社,2009.

[17]刘新民.变态心理学[M].北京：人民卫生出版社,2007.

[18]迈克尔·怀特.叙事疗法实践地图[M].重庆：重庆大学出版社,2011.

[19]布莱克曼.心灵的面具：101种心理防御[M].郭道寰,等译.上海：华东师范大学出版社,2011.

[20]沈渔村.精神病学[M].5版.北京：人民卫生出版社,2009.

[21]王伟.心理咨询与心理治疗案例分析[M].2版.北京：人民卫生出版社,2016.

[22]微阳.行为心理学[M].北京：中国华侨出版社,2014.

[23]张小乔.心理咨询的理论与操作[M].北京：中国人民大学出版社,1998.

[24]中华医学会精神科学会,南京医科大学脑科医院.中国精神疾病分类方案与诊断标准[M].南京：东南大学出版社,1995.

[25]中国就业培训技术指导中心,中国心理卫生协会.心理咨询师（基础知识）[M].北京：民族出版社,2015.

[26]中国就业培训技术指导中心,中国心理卫生协会.国家职业资格培训教程心理咨询师（三级）[M].北京：民族出版社,2012.

[27]钟明天.抑郁症的心理研究与矫治[M].广州：暨南大学出版社,2012.

[28]陈祉妍,刘正奎,祝卓宏,等.我国心理咨询与心理治疗发展现状、问题与对策[J].中国科学院院刊,2016,31(11):1198-1207.

[29]褚建平,石晓燕,万伟,等.文拉法辛配合认知行为疗法治疗抑郁症对照研究[J].中国健康心理学杂志,2013(6):827-828.

[30]单丽艳,张丽华,康贝贝.认知行为疗法的研究进展[J].黑龙江医药科学,2011,34(5):41-42.

[31]邓红珠,邹小兵.2011版美国儿科学会《儿童青少年注意缺陷多动障碍诊断、评估和治疗临床实用指南》解读[J].中国实用儿科杂志,2012,27(2):99-101.

[32]何苗苗.隐喻治疗在大学生常见心理问题中的应用初探[J].社会心理科学,2017(1):60-63.

[33]黄声江.帕罗西汀联合认知行为疗法治疗抑郁症35例[J].长江大学学报(自然科学版),2016,13(36):18-19.

[34]金星明.儿童注意缺陷多动障碍治疗进展[J].中国儿童保健杂志,2007,15(02):111-112.

[35]郭全芳,张云红,张增.家庭干预对ADHD患儿家庭环境及父母教养方式的影响[J].中国心理卫生杂志,2008,22(06):423-428.

[36]杭荣华,刘新民,王瑞权,等.感觉统合训练改善注意缺陷多动障碍儿童行为、智力及执行功能的对照研究[J].中国心理卫生杂志,2010,24(03):219-223.

[37]杭荣华,吴明飞,李业平,等.家庭治疗合并药物治疗与单纯药物治疗AD-HD儿童的比较[J].皖南医学院学报,2012,32(02):152-155.

[38]奈效祯,史丽,张丽霞.认知行为疗法治疗抑郁症的临床研究[J].医药论坛杂志,2015(05):87-88.

[39]钱玲,胡伟.家庭治疗的理念及应用简述[J].时代教育(教育教学刊),2012(19):226.

[40]林玉霖,黄国华,徐淑冰,等.注意缺陷多动障碍的综合干预研究[J].河北医学杂志,2007,13(12):1219-1221.

[41]沈之菲.叙事心理治疗:一种后现代的心理咨询方法[J].思想·理论·教育,2003(12):19-23.

[42]师彬彬,朱智佩,蒋江灵,等.简短认知行为疗法治疗抑郁障碍的研究综述[J].中国心理卫生杂志,2017,31(09):670-676.

[43]王克威,陈建国,鲁龙光.体象障碍的临床观察[J].中华精神科杂志,2000(02):58-60.

[44]王春雁,张琳,魏安.药物治疗和认知行为疗法结合心理社会支持治疗抑郁症的临床效果[J].中国健康心理学杂志,2015,23(06):830-833.

[45]王海丽,廖梅蓉,周舟,等.认知行为疗法联合草酸艾司西酞普兰治疗抑郁症临床观察[J].现代医院,2016,16(05):714-716.

[46]吴贝贝,曹召伦,何成森.抑郁症的认知行为疗法研究现状[J].安徽医药,2011,15(03):370-372.

[47]姚双雁.认知行为疗法在大学生心理咨询中应用:个案报告[J].中国健康心理学杂志,2010(09):1148-1150.

[48]叶百维,邱大宏,刘月霞,等.认知行为疗法结合心理社会支持治疗对抑郁症临床效果的影响[J].中国医药科学,2017,7(15):168-170.

[49]张帆.认知行为疗法在大学生心理辅导中的应用研究[J].四川理工学院学报(社会科学版),2011(02):131-134.

[50]《中华儿科杂志》编辑委员会.儿童注意缺陷多动障碍诊疗建议[J].中华儿科杂志,2006,44(l0):758-759.

[51]CONTE H R.Review of research in supportive psychotherapy:an update[J]. American Journal of Psychotherapy,1994,48(04):494-504.

[52]GOLDSMITH H H,LEMERY K S.Linking temperamental fearfulness and anxiety symptoms:a behavir-genetic perspective[J].Biological Psychiatry,2000(48): 1199-1209.

[53]DISORDER A D,WOLRAICH M,BROWN L,etc.ADHD:clinical practice guideline for the diagnosis,evaluation,and treatment of Attention-deficithyper-activity Disorder in children and adolescents[J].Pediatrics,2011,128(05): 1007-1022.

[54]左鹏霞.心理咨询中的隐喻:从理论理解到实践应用[D].烟台:鲁东大学,2012.